中国肝炎防治基金支持
（课题标书号MX-2024-05）

临床诊治红宝书系列

肝病健康常识专家科普红宝书

Health Knowledge of Hepatopathy Expert Popular Science Red Book

葛善飞
李　明
黄爱红
主编

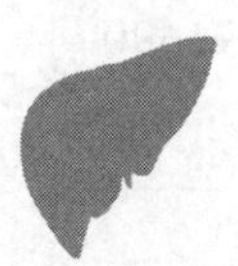

化学工业出版社
·北京·

内容简介

本书采用问答的形式，围绕肝病主题进行详细讲解，包括肝病的种类、概念、检查与诊断、治疗，以及日常饮食需要注意的事项等内容。以临床上患者咨询频率较高的问题作为切入点，深入浅出进行讲解，让读者了解肝病，以便更积极地与医生共同管理好疾病。

本书适合罹患各类肝病的患者及家属、肝脏亚健康人群以及对肝病知识有浓厚兴趣的读者阅读参考。

图书在版编目（CIP）数据

肝病健康常识专家科普红宝书 / 葛善飞，李明，黄爱红主编. -- 北京：化学工业出版社，2024. 6

ISBN 978-7-122-45015-9

Ⅰ. ①肝… Ⅱ. ①葛… ②李… ③黄… Ⅲ. ①肝疾病-防治 Ⅳ. ①R575

中国国家版本馆 CIP 数据核字（2024）第 091690 号

责任编辑：满孝涵　邱飞婵

责任校对：李雨晴　　装帧设计：史利平

出版发行：化学工业出版社

（北京市东城区青年湖南街 13 号　邮政编码 100011）

印　　装：大厂回族自治县聚鑫印刷有限责任公司

850mm×1168mm　1/32　印张 5¾　字数 135 千字

2025 年 1 月北京第 1 版第 1 次印刷

购书咨询：010-64518888　　售后服务：010-64518899

网　　址：https://www.cip.com.cn

凡购买本书，如有缺损质量问题，本社销售中心负责调换。

定　　价：49.80 元

编写人员名单

名誉主编　邬小萍　温志立

主　　编　葛善飞　李　明　黄爱红

副 主 编　王　亮　甘　厦　高　莉　熊素芬　程齐齐

编　　者

南昌大学第一附属医院：

葛善飞　邬小萍　张伦理　钟渊斌　李　明　甘　厦　程　娜
黄建生　熊　英　李小鹏　王　亮　蔡天盼　陈睿彬　郑林峰
梅文娟　吴海泉　李　健　刘　钰　蓝淳愉　邓　丹　高　莉
黄爱红　郭桂芳　潘　星　宋雨文　熊慧琳　徐春萍　张梦琪
侯　民　朱文雅　宗玲玲　王　莹　罗九云　熊万银　熊素芬
张　驰　刘　春　潘　星　杨　盼　陆　佳　叶　英　姜　娇
马小涵　吴鑫铖　李裔斌　刘丽萍　李杨柳　朱小青　刘　梨
黄　芳　万　欣　张愈靓　马仕鹏　刘　倩

中南大学湘雅医院：谢建萍　刘　菲　黄　燕　李莎陵

宜昌市中心医院：程齐齐

南昌大学第二附属医院：梁佳圆

抚州市第一人民医院：孙　俊

常州市第三人民医院：崔曼曼

南昌市青山湖区卫生健康委员会：于建武

抚州市疾病预防控制中心：黄凡卿

插图

南昌大学江西医学院：阮宁杭　汪　灵

前言

肝脏是人体重要器官之一，它与人们健康生活息息相关。肝脏疾病，尤其是乙型病毒性肝炎，在我国十分常见，据统计目前我国约有 8600 万慢性乙型病毒性肝炎感染者，约占全球四分之一，严重影响人们的身心健康。同时，脂肪肝、酒精肝、药物性肝损伤等患者也逐年增加。然而，与庞大的肝病群体形成鲜明对比的是，公众对肝病的认知情况却不是很充分。

肝病的防治，需要患者和医生的通力合作。医生给予患者的帮助，仅限于住院、就诊时的些许时间。相对更重要的是院外的时间，患者需要给予肝脏长期的、全方位的呵护，包括肝病的预防和早期发现、保健、饮食、合理服药和避免使用肝损伤药物等方面。为了有效预防肝病，减少肝病患者在用药、治疗、保健过程中的疑惑，本书以临床上患者关注的方向作为切入点，重点科普肝病常识、乙型肝炎、其他常见肝病等多方面内容，结合慢性乙型肝炎、丙型肝炎防治指南等国内外最新指南，用最质朴的语言，系统编写了《肝病健康常识专家科普红宝书》。

本书的编写工作，得到了南昌大学第一附属医院等医疗机构临床专家的帮助，在此表示衷心感谢。肝病科普永远在路上，对于本书内容存在的疏漏和叙述不当之处，恳请广大读者谅解和不吝赐教，以便修订时完善。

葛善飞　李　明　黄爱红

2024 年 2 月

目录

第三章　肝病患友日常生活如何调理 / 031

第六章　特殊人群抗病毒治疗的推荐意见 / 075

第八章　脂肪性肝病 / 099

第九章　肝硬化 / 101

第十章　肝癌 / 106

第十一章　其他病毒性肝炎 / 111

第十二章　自身免疫性肝病 / 117

第十五章　肝囊肿 / 135

第十六章　肝内钙化灶 / 139

第十七章　肝结节 / 142

第十八章　药物性肝损伤 / 146

第十九章　肝病患友日常如何预防肾损伤 / 151

第二十章　肝病患友遇上痛风怎么办 / 154

第一篇

肝病常识

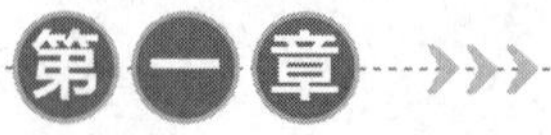

初识肝病

第一节　肝胆的组织结构

一、肝脏概述

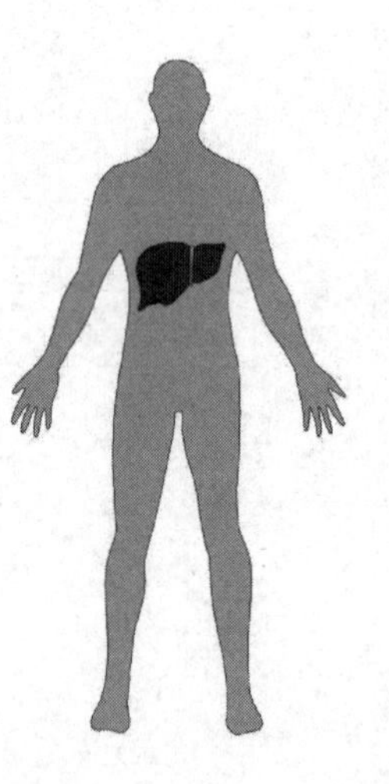

肝是人体最大的腺体，具有复杂多样的生物化学功能，被称为机体的化工厂。比如肝产生的胆汁作为消化液参与脂类食物的消化；肝参与合成多种蛋白质等多类物质，直接分泌入血；肝还参与糖、脂类激素和药物的代谢。

肝表面覆以致密结缔组织被膜，除在肝下面各沟、窝处以及在右叶上面后部为纤维膜外，其余均被覆浆膜。肝门部的结缔组织随门静脉、肝动脉、肝静脉和肝管的分支伸入肝实质，将肝实质分成许多肝小叶，肝小叶之间各种管道密集的部位为门管区。

二、什么是肝小叶

肝小叶是肝脏的基本结构单位，呈多角棱柱体，长约 2mm，宽约 1mm。成人肝有 50 万～100 万个肝小叶，人肝小叶间结缔组织少，相邻肝小叶常连成一片，分界不清，肝小叶中央有一条沿其长轴走形的中央静脉，周围是大致呈放射状排列的肝索和肝血窦。

三、胆囊概述

胆囊是一个位于肝脏下方的梨形囊袋，类似横卧的梨，长5～8cm，宽3～5cm，容量40～60mL。分为底部、体部和颈部，颈部延续为胆囊管。胆囊的功能包括储存和浓缩胆汁、分泌黏液、调节胆道内压力。

如果胆囊被摘除，胆汁仍可以直接从肝脏流入小肠。然而，胆囊在正常情况下对于储存和调节胆汁的波动起着重要作用。

（葛善飞）

第二节　肝胆的功能

一、肝脏功能

肝脏具有分泌胆汁、参与物质代谢、解毒、防御和免疫功能、参与制造凝血因子等多种功能。

1. 肝脏分泌胆汁，促进消化

肝细胞能不断生成和分泌胆汁，胆汁在消化过程中可促进脂肪在小肠内的消化和吸收。

2. 肝脏在物质代谢中的功能

肝脏参与糖代谢、蛋白质代谢、维生素代谢、激素代谢等，肝脏出现异常病变时常会导致代谢异常。

3. 肝脏的解毒功能

肝脏具有解毒功能，血液将毒性物质带入肝脏后，会把它降解为无毒或者低毒物质排出体外。

4. 肝脏的防御和免疫功能

肝脏是最大的网状内皮细胞吞噬系统，能够产生多种免疫因子，吞噬外来病原微生物等，从而保护机体。

5. 肝脏是多种凝血因子合成的场所

肝脏出现异常病变，比如肝硬化时，凝血酶原的合成功能下降，容易导致出血倾向，如出现皮下瘀点、瘀斑、牙龈出血、鼻出血等。

二、胆囊功能

主要负责储存和浓缩由肝脏分泌的胆汁，并在进食时释放这些浓缩胆汁到小肠，帮助消化和吸收脂肪以及脂溶性维生素。此外，胆囊还能分泌黏液以保护其黏膜，并在必要时调节胆道内的压力，确保消化系统的正常运作。

1. 储存、浓缩胆汁

胆囊能够储存由肝脏分泌的胆汁。胆囊黏膜具有很强的吸水作用，有助于提高胆汁中有效成分的浓度。在非消化期间，胆汁储存在胆囊内，当消化需要时，再由胆囊排出。

2. 分泌黏液、保护黏膜

胆囊黏膜每天能分泌约20mL的黏液，这些黏液起到润滑和保护胆囊及胆道黏膜的作用，防止浓缩胆汁对黏膜的侵蚀和溶解。

3. 调节胆道压力

胆囊通过吸收液体和减少胆汁容量来维持胆道内压力的平衡。当胆道下方如胆总管发生梗阻时，胆囊能代偿性扩张来降低胆道压力，防止胆管内压力上升过快。

4. 排放胆汁、参与消化

进食时，尤其是高脂肪食物，会刺激胆囊收缩，促使胆汁从胆囊内排出，沿着胆囊管、胆总管进入十二指肠，与胰液、小肠液一起参与消化食物。

5. 排出细菌

在排出胆汁的同时，胆囊也将胆道内的细菌与胆汁一起排出体外，有助于维持胆道的清洁和健康。

（李　明）

第三节　常见的肝胆病有哪些

一、肝病

肝病是指发生在肝脏的病变。从致病因素分类，包括病毒性肝炎、脂肪肝、酒精肝、遗传性肝病以及其他原因不明的慢性肝炎等多种肝病。从严重程度分类，包括肝炎、肝硬化、肝衰竭、肝癌。

(一) 根据病因分类

1. 病毒性肝炎

病毒型肝炎是指由嗜肝病毒引起的肝脏感染性疾病，病理学上以急性肝细胞坏死、变性炎症反应为特点。

病毒性肝炎的病因至少有五种。

(1) 甲型病毒性肝炎

由甲型肝炎病毒（HAV）引起，通过粪-口途径由不洁食物、饮水等传播，潜伏期2～6周，以儿童和青少年多见。

（2）乙型病毒性肝炎

由乙型肝炎病毒（HBV）引起，主要经血液、母婴及性接触等途径传播，潜伏期1～6个月，各组人群均可见。全球约有2.57亿慢性HBV感染者，目前我国一般人群乙肝表面抗原携带率为5%～6%，慢性HBV感染者约7000万例，其中慢性乙型病毒肝炎患友2000万～3000万例。

（3）丙型病毒性肝炎

由丙型肝炎病毒（HCV）引起，主要经血液传播，性接触和母婴途径有较高的感染风险，潜伏期1～6个月，易变异，是慢性化最高的肝炎病毒。

（4）丁型病毒性肝炎

由丁型肝炎病毒（HDV）引起，为缺陷病毒，不能单独感染致病，必须在HBV-DNA病毒的辅助下才能复制增殖，即HDV的感染需同时或先有HBV-DNA病毒感染的基础。主要通过血源传播，潜伏期1～6个月，各组人群均可见。

（5）戊型病毒性肝炎

由戊型肝炎病毒（HEV）引起，主要经粪-口途径由不洁食物、饮水等传播，潜伏期2～8周，儿童和成人易感。

2. 脂肪性肝病

脂肪性肝病（FLD）是以肝细胞脂肪过度贮积和脂肪变性为特征的临床病理综合征。肥胖、饮酒、糖尿病、营养不良、部分药物、妊娠以及感染等是FLD发生的危险因素。

根据组织学特征，将FLD分为脂肪肝和脂肪性肝炎；根据有无长期过量饮酒的病因，又可分为非酒精性脂肪性肝病和酒精性脂肪性肝病。

3. 自身免疫性肝病

自身免疫性肝病（AILDs）主要包括自身免疫性肝炎（AIH）、

原发性胆汁性胆管炎（PBC）、原发性硬化性胆管炎（PSC）及这三种疾病中任何两者兼有的重叠综合征，其共同特点是，在肝脏出现病理性炎症损伤的同时，血清中可发现与肝脏有关的自身抗体。

4. 药物性肝损伤

药物性肝损伤（DILI）指由各类处方或非处方的化学药物、生物制剂、传统中药、天然药、保健品、膳食补充剂及其代谢产物乃至辅料等诱发的肝损伤。

随着新的药物种类增多，药物性肝损伤的发病率呈逐年上升趋势，年发病率为（1～10）/10 万人。临床可表现为急性或慢性肝损伤，可进展为肝硬化，严重者可致急性肝衰竭甚至死亡。

5. 肝豆状核变性

肝豆状核变性（HLD），又称 Wilson 病（WD），是一种遗传性疾病，主要是由于铜代谢障碍引起，表现为肝脏和神经系统病变。本病以儿童、青少年多见，5～35 岁多发，发病年龄＜10 岁的患友多以肝病症状首发。

(二) 根据严重程度分类

1. 肝炎

多种致病因素造成的肝细胞炎症损伤，引起转氨酶等指标异常，统称为肝炎。

2. 肝硬化

肝硬化是各种慢性肝病进展至以肝脏慢性炎症、弥漫性纤维化、假小叶、再生结节和肝内外血管增殖为特征的病理阶段，代偿期无明显症状，失代偿期以门静脉高压和肝功能减退为临床特征，患者常因并发食管胃底静脉曲张出血、肝性脑病、感染、肝肾综合征、门静脉血栓等多器官功能慢性衰竭而死亡。

导致肝硬化的病因有 10 余种，我国目前仍以乙型肝炎病毒感染为主。

3. 肝衰竭

肝衰竭是临床常见的严重肝病症候群，多由药物、肝毒性物质、病毒、酒精等因素诱发，病死率极高。基于病史、起病特点及病情进展速度，肝衰竭可分为四类：急性肝衰竭、亚急性肝衰竭、慢加急性（亚急性）肝衰竭和慢性肝衰竭。

4. 原发性肝癌

原发性肝癌，指起源于肝细胞或肝内胆管上皮细胞的恶性肿瘤，包括肝细胞癌（HCC）、肝内胆管癌（ICC）和 HCC-ICC 混合型三种不同的病理类型，其中 HCC 约占 90%，日常所称的“肝癌”指 HCC。

肝癌是我国常见恶性肿瘤之一，每年新发病例占全球的 42%～50%。常见病因有病毒性肝炎、黄曲霉毒素、肝硬化、血吸虫感染以及长期接触有毒化学物质等。

二、胆道疾病

胆道疾病是涉及胆道系统的一系列病理状态，胆道系统包括肝内胆管、肝外胆管、胆囊和胆总管。胆道的主要功能是储存和运输胆汁，胆汁由肝脏产生，帮助消化和吸收脂肪以及清除废物。胆道疾病可以根据其特点和病因进行分类，主要包括以下几种类型。

① 胆石症：是胆道系统的常见疾病，包括胆囊结石和胆管结石，可导致胆道阻塞和炎症。

② 胆囊炎：胆囊发炎，可分为急性胆囊炎和慢性胆囊炎，常与胆石症有关。

③ 胆管炎：胆管发炎，特别是急性胆管炎，可能由胆石、感染或肿瘤引起。

④ 胆道肿瘤：包括胆囊癌和胆管癌，通常预后较差，需要手

术治疗。

⑤ 胆道狭窄：可能由于手术、炎症或自身免疫性疾病如原发性硬化性胆管炎引起。

⑥ 胆道先天性异常：如胆道闭锁，需要外科手术进行纠正。

⑦ 寄生虫感染：如肝吸虫病，可影响胆道系统。

⑧ 胆道功能性障碍：如胆道运动功能障碍，可能导致胆道疼痛或消化不良。

⑨ 胆管扩张：可能由于胆道阻塞或压力增高引起。

⑩ 其他疾病：如胆道出血、胆道瘘等。

（黄爱红）

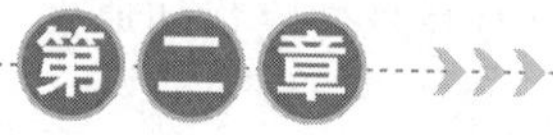

检验、检查代表什么意义

第一节　检验报告怎么看

一、血清学标志物检验

1. 乙肝六项结果怎么看?

乙肝两对半包括：表面抗原（HBsAg）、表面抗体（HBsAb）、e抗原（HBeAg）、e抗体（HBeAb）和核心抗体（HBcAb）。它们的意义分别如下。

（1）表面抗原（HBsAg）阳性　表面抗原有抗原性，能激发人体产生抗体，是感染的标记，只能代表体内一定有乙肝病毒，却并不能说明病毒是否复制、病情是轻是重、是急性还是慢性。

（2）表面抗体（HBsAb）阳性　表面抗体是保护性抗体，说明感染乙肝病毒后已经产生了针对病毒的防护免疫力，或注射乙肝疫苗后发生了免疫应答，已经产生了保护性抗体。

（3）e抗原（HBeAg）阳性　反映了乙肝病毒（HBV）复制活跃，提示传染性高。

（4）e抗体（HBeAb）阳性　提示患友体内的乙肝病毒复制程度降低，乙肝病毒复制速度减缓，部分乙肝病毒被清除。

（5）核心抗体（HBcAb）阳性　有2种不同的情况。

① 与乙肝HBsAg同时阳性，表示乙肝病毒感染。

② 与乙肝 HBsAb 同时阳性，表示感染后获得了针对乙肝病毒的免疫力。

乙肝常用指标联合检测结果及临床意义见表 1。

表 1　乙肝常用指标联合检测结果及临床意义

序号	项目	英文缩写	阳性临床意义
1	乙肝表面抗原	HBsAg	表示感染了乙肝病毒
2	乙肝表面抗体	HBsAb 或抗 HBs	表示曾感染过乙肝病毒，但已将其清除；或接种过乙肝疫苗，产生了抗体
3	乙肝 e 抗原	HBeAg	阳性表示体内病毒复制活跃，传染性强
4	乙肝 e 抗体	HBeAb 或抗 HBe	提示患者体内的乙肝病毒复制程度降低，乙肝病毒复制速度减缓，部分乙肝病毒被清除
5	乙肝核心抗体	HBcAb 或抗 HBc	只要感染过乙肝病毒，无论病毒是否被清除，核心抗体大多阳性

2. 乙肝抗体能保护我们多久？

当乙肝病毒入侵人体后，身体内会分泌特异的免疫球蛋白，即乙肝表面抗体，它能够和乙肝表面抗原特异性结合，然后协同其他免疫能力共同作用，将乙肝病毒清理。

（1）乙肝表面抗体会消失吗？

乙肝表面抗体会随着时间的推移会逐渐下降或者消失，因此，为了保持乙肝抗体能够连续有效地存在，需要定期检查乙肝表面抗体，根据抗体情况决定是否接种乙肝疫苗。

（2）乙肝疫苗接种后抗体会维持多久？

乙肝疫苗属于基因工程疫苗，需要按照 0、1、6 月方案（第 1 针接种后，间隔 1 个月和 6 个月再接种第 2 针和第 3 针）完成全程 3 针乙肝疫苗后才能产生持久的免疫力。在第 1、2、3 针疫苗接种后，抗体阳性率分别为20%～30%、75%～80%和90%～95%。完成了全程针乙型肝炎疫苗接种后，产生抗体的保护效果可维持12～22年。

3. 丙肝抗原、抗体结果怎么看？

（1）丙肝核心抗原结果阳性代表什么？

丙肝核心抗原是体内丙肝病毒感染的早期指标，在丙肝病毒刺激机体产生抗体之前，可以在血液中检测丙肝核心抗原。

丙肝游离核心抗原检测时间段：感染后14～70天可检出，70天后丙肝游离抗原消失，丙肝抗体产生。

（2）丙肝抗体结果阳性代表什么？

丙肝抗体（HCV-Ab）是人体感染丙肝病毒后产生的抗体，具有标记性、终身性，不易清除，是非保护性抗体，但对身体无害。无法鉴别既往感染或现症感染。是否为现症丙肝患友，需看体内有没有丙肝病毒。

（王　亮）

二、病毒学检测

1. HBV-DNA

（1）什么是HBV-DNA？

HBV-DNA是病毒的核心成分，是病毒复制及有传染性的标志，是病毒感染的最直接、特异和灵敏指标。HBV-DNA的定量检测是检测乙肝病毒在血液中的含量。

（2）为什么要进行HBV-DNA检测？

① HBV-DNA检测可判断传染性的高低：若在常规体检中发现HBsAg阳性，就必须检查HBV-DNA以确定传染性的高低。单纯HBsAg阳性，HBV-DNA阴性，基本表明病毒无复制，传染力很弱。

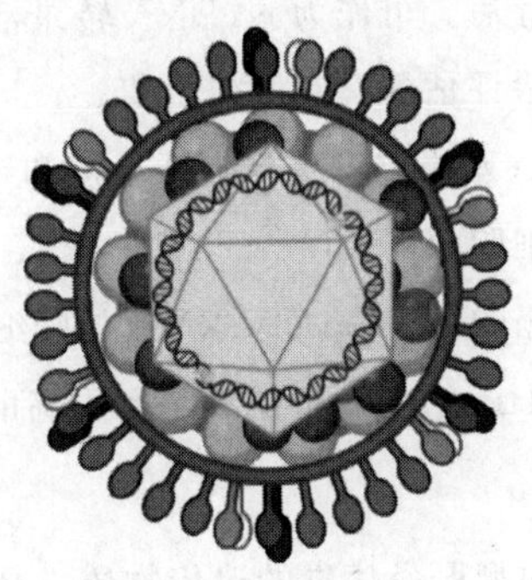

② HBV-DNA 检测可评价乙肝病毒携带者的疾病进展方向：乙肝病毒携带者，若 HBeAg 和 HBV-DNA 同为阴性，且 ALT 正常，称为非活动性乙肝表面抗原携带者，则患友疾病进展缓慢或趋于静止，不太容易出现肝癌或肝硬化，预后良好，一般不需要药物治疗。乙肝病毒携带者，若 HBeAg 和 HBV-DNA 长期为阳性，则容易出现反复的肝功能异常，容易向肝硬化、肝癌发展，预后差，一般需要抗病毒治疗。

③ HBV-DNA 检测可评价药物治疗的疗效：考察某种药物治疗乙肝是否有效，首先要观察该药对 HBV-DNA 的抑制作用。抗病毒治疗后 HBV-DNA 快速下降并低于检测下限，说明抗病毒治疗疗效好。若仍可以检测到，需要注意是否有病毒学应答不佳（药物疗效不满意），需要咨询医生是否及时调整治疗方案。

2. HBV-RNA

HBV-RNA（乙型肝炎病毒 RNA）是近年来在慢性乙型肝炎患者血清中发现的一种病毒标志物，具有重要的临床应用价值。以下是关于 HBV-RNA 的一些临床价值。

（1）HBV-RNA 主要由肝细胞核内的共价闭合环状 DNA（cccDNA）转录而来，反映了 cccDNA 的转录活性。

（2）血清 HBV-RNA 水平可反映抗病毒治疗的效果，尤其是在使用抗病毒药物治疗后，可作为 cccDNA 转录活性的替代指标，同时在停药后复发风险评估中具有潜在价值。

血清 HBV-RNA 水平与肝脏炎症活动度和纤维化分期相关，可预测肝纤维化和肝细胞癌的风险。

（3）与肝细胞癌的关联：HBV-RNA 与肝细胞癌的发生风险密切相关，高水平的 HBV-RNA 可能预示着更高的 HCC 发生风险。

3. HCV-RNA

HCV-RNA 是丙型肝炎病毒的遗传物质，是丙型肝炎病毒复制的物质基础。只要 1 次 HCV-RNA 阳性即可说明体内有丙型肝炎病毒复制，但 1 次检测阴性并不能完全排除 HCV 感染，应重复检查。

丙肝常用三项指标联合检测结果及临床意义见表 2。

表 2　丙肝常用三项指标联合检测结果及临床意义

丙肝抗原	丙肝抗体	丙肝 RNA	简明临床意义
－	－	－	没有感染丙肝病毒或低于试剂最低检测灵敏度
－	＋	－	丙肝病毒感染或既往感染
＋	－	＋	丙肝病毒感染早期、HCV 抗体检测窗口期、免疫障碍患者慢性 HCV 感染，有传染性
－	－	＋	丙肝病毒感染早期，12～14 天感染，低于抗原最低检测灵敏度，有传染性。
＋	－	－	丙肝病毒感染早期，HCV-RNA＜10^3 个拷贝或 RNA 样本降解，有传染性
－	＋	＋	丙肝病毒感染至少 70 天以后，慢性丙肝病毒感染，有传染性
＋	＋	＋	丙肝病毒现症感染、慢性丙肝病毒感染，有传染性
＋	＋	－	丙肝病毒现症感染、慢性丙肝病毒感染，有传染性，HCV-RNA＜10^3 个拷贝、RNA 波动期或 RNA 样本降解，有传染性

4. HBV 基因分型

（1）乙肝基因型有哪些？

乙肝病毒（HBV）的基因分型一般有 A、B、C、D、E、F、G、H 等 8 个基因型。HBV 基因型呈地理区域性分布，且不同基因型致病性不同，HBV 基因型与乙型肝炎病情的进展、临床表现、治疗、预后有密切的关系。

（2）HBV 基因分型检测的作用？

① HBV 基因型与病毒复制及变异的关系：提示 C 型 HBV 复制较活跃，易形成持续病毒血症，不易发生 e 系统血清转换，免疫清除 HBV 较 B 型晚。

② HBV 基因型临床疾病谱及疾病预后的关系：HBV 感染不仅可以引起急慢性病毒性肝炎，而且还与肝硬化（LC）和肝细胞癌（HCC）的发生、发展有密切关系。

③ HBV 基因型与抗病毒疗效之间有关系：抗病毒治疗的疗效既可能与感染者自身的免疫状况有关，也与病毒的基因特性有关。B 基因型的应答率高于 C 型。

5. HCV 基因分型

（1）HCV 基因型有哪些？

HCV 存在着许多基因型，在世界不同地区主要分为 6 个基因型。我国最主要的是 1b 型，其次是 2a 和 2b 型。

（2）丙肝治疗前为什么要确定丙肝病毒基因型？

HCV 基因型与其致病性、肝细胞癌（HCC）发生、直接抗病毒药物（DAAs）疗效有一定关系。肝硬化及肝癌患友中 HCV-1b 型明显高于慢性肝炎患友。

不同的丙肝病毒基因型所对应的治疗方案差异较大，治疗前检测病毒基因型对决定治疗方案非常重要，直接抗病毒药物对不同基因型丙肝病毒的抗病毒作用具有差异。

6. 耐药突变株检测

(1) 什么是基因型耐药?

在抗病毒治疗过程中，检测到与 HBV 耐药相关的基因突变，称为基因型耐药。

(2) 哪些药物容易产生耐药?

比如拉米夫定、阿德福韦，还有替比夫定，这些药物治疗的耐药发生率相对高一些，而恩替卡韦和替诺福韦对于一些初治的患友，其耐药发生率就相对要低一些。

(3) 什么时候要进行耐药突变株检测?

一种情况是治疗效果不理想。患友治疗以后，转氨酶没有下降，DNA 病毒量也没有下降，或者降得慢，或者降到一定程度就不再继续下降。这时，我们可能会需要进行检测，看是否有耐药发生。

另一种情况是，在治疗后，肝功能转为正常，HBV-DNA 也很低或者检测不到，但随后出现了病毒学的反弹，本来不可测的 HBV-DNA 又出现了，而且数值越来越高，甚至有些患友还会出现肝功能的异常，及生化学指标的反弹。

(熊素芬)

三、血清生化检查

1. 血清胆红素

血清胆红素包括总胆红素 (TBIL)、直接胆红素 (DBIL)。

什么情况下会出现胆红素升高?

① 肝细胞性黄疸：肝细胞损伤或者坏死导致的胆红素升高。

② 溶血性黄疸：虽然肝细胞没有破坏，但是由于先天或者后天的原因导致间接胆红素不能足够转化成直接胆红素，临床表现为间接胆红素升高，比如 Gilbert 综合征、Criggler-Nijjar 综合征，后

天性的因素比如肝炎后、酒精性等因素也可以导致间接胆红素升高但是转氨酶正常。

③ 胆汁淤积性黄疸：机理为胆道系统损伤、阻塞，可有大便灰白、皮肤瘙痒等临床症状。

④ 正常机体表现：这种情况相对常见，一般没有太大临床意义，胆红素的轻微升高往往与很多外界因素有关，如运动、其他疾病状态、服用药物状态等都影响胆红素的轻微升高，不必服药，可以定期复查。

2. 血清转氨酶

血清转氨酶包括谷丙转氨酶（ALT）、谷草转氨酶（AST）。

（1）转氨酶是什么？

转氨酶是一种催化转氨基反应的转移酶，是肝功能测试的重要指标。当肝细胞发生损伤之后，其中转氨酶就会流入血液，导致血液中转氨酶含量升高。因此，可以通过转氨酶的水平来鉴别肝细胞损伤的发生。

（2）转氨酶升高通常是什么原因？

转氨酶升高可以分为生理性升高和病理性升高。

生理性升高常见于劳累、熬夜等不良习惯之后，升高的程度通常较低，一般不超过正常上限的 2 倍，并且为一过性，后续复查就会复常。

病理性升高则原因较多，乙肝、丙肝、脂肪肝、酒精肝、自免肝、肝硬化等疾病都有可能导致转氨酶升高，其上升的程度与肝损伤的程度相关。

此外，骨骼肌损伤、胰腺炎、病毒感染、肾梗死等非肝脏疾病也可能引起转氨酶升高。

3. 血清 γ 谷氨酰转移酶

（1）血清 γ 谷氨酰转移酶（GGT）是什么？

催化谷胱甘肽上γ-谷氨酰基转移到另一个肽或另一个氨基酸上的酶。血清中的GGT主要来自于肝脏，在肝脏中广泛分布于肝细胞的毛细胆管和整个胆管系统。

(2) GGT异常相关的疾病有哪些?

常见于急性肝炎、慢性肝炎（如慢性乙肝和慢性丙肝）、胆汁淤积性肝病、肝脏纤维化、肝癌、脂肪肝等。

4. 血清碱性磷酸酶

(1) 什么是血清碱性磷酸酶（ALP）?

ALP主要来自于肝脏、骨骼、肠道和胎盘，由于肝脏和胆管的病变对碱性磷酸酶影响较大，所以把它作为肝功能的一项指标。

(2) 生理性碱性磷酸酶升高见于哪些情况?

生理性碱性磷酸酶升高见于生长发育时期的儿童和青少年，以及女性妊娠期。

(3) 病理性碱性磷酸酶升高见于哪些情况?

在肝脏中，碱性磷酸酶经肝胆系统排泄，肝胆系统阻塞或胆汁淤积性肝病时，碱性磷酸酶就会明显升高。

5. 总胆汁酸

(1) 总胆汁酸是什么?

总胆汁酸是胆固醇经过肝脏合成的产物，其合成、分解及代谢均通过肝脏，具有促进脂类食物和脂溶性维生素消化吸收和维持胆汁中胆固醇的可溶性状态的作用，能够反映肝脏的代谢功能。

(2) 总胆汁酸升高的原因有哪些?

① 肝脏受损，如各种原因的肝炎、肝硬化等，其代谢功能发生障碍，合成、分解和代谢胆汁酸的能力下降，胆汁酸就会在血液中积累。

② 胆道系统阻塞，如肝内胆汁淤积、肝外阻塞性黄疸等，胆汁酸聚集在胆管中无法排出肠道，进入血管中，也会导致血液中胆

汁酸的升高。

③ 非肝胆疾病，如甲状腺功能异常。甲状腺功能亢进时，胆汁酸合成增加，血中胆固醇降低；甲状腺功能减退时，胆汁酸合成减少，血中胆固醇增高，胆汁酸的合成也会随之增加。另外，高脂蛋白血症时，也可出现胆汁酸代谢紊乱。

④ 妊娠状态，孕妇血液中黄体酮水平升高，消化道平滑肌的张力下降，导致妊娠期胆囊张力下降和排空抑制，使肝脏对胆汁的排泄受到影响，引起胆汁不同程度的淤积。这是正常的生理现象，但是如果孕期胆汁酸水平居高不下，会导致胎儿缺氧，可能引起早产。

⑤ 进食后，尤其进食过多油炸食品，胆汁分泌过多，也会出现短暂的升高。

6. 血清白蛋白

（1）什么是血清白蛋白？

白蛋白（ALB）是由肝实质细胞合成，具有维持血管内正常胶体渗透压和酸碱度、运输多种代谢物、调节被运输物质的生理作用等多种功能，并与机体的免疫功能有着密切的关系。

（2）病理性白蛋白降低有哪些情况？

① 肝细胞损害：常见肝脏疾病有亚急性重症肝炎、慢性中度以上持续性肝炎、肝硬化、肝癌等。

② 白蛋白减少常伴有球蛋白的增加，白蛋白含量与有功能的肝细胞数量呈正比。如 ALB 持续下降，提示肝细胞坏死进行性加重，预后不良；如治疗后 ALB 上升，提示肝细胞再生，治疗有效。

③ 营养不良：摄入不足或消化吸收不良。

④ 蛋白丢失过多：如肾病综合征、蛋白丢失性肠病、严重烧伤、急性大出血等。

⑤ 消耗增加：结核、甲状腺功能亢进症、恶性肿瘤等。

⑥ 血清水分增加：水钠潴留或静脉补充过多的晶体溶液。

⑦ 先天性低蛋白血症。

7. 凝血检查

常规凝血检查包括凝血酶原活动时间（PT）、凝血酶原活动度（PTA）、国际标准化比值（INR）等。

（1）凝血酶原活动时间（PT）

PT是检查机体外源性凝血系统功能有无障碍的过筛试验，也是临床抗凝治疗的重要监测指标。其对诊断重症肝炎及早期肝硬化有重要意义，也是临床上口服抗凝药物治疗监控的首选试验指标。

（2）凝血酶原活动度（PTA）

PTA和凝血酶原时间的意义相同，且更能准确地反映凝血因子的活性。凝血酶原活动度（%）=（正常人凝血酶原时间－8.7）/（患友凝血酶原时间－8.7）×100%。

（3）国际标准化比值（INR）

INR是患友凝血酶原时间与正常对照凝血酶原时间之比的ISI次方（ISI：国际敏感度指数），是可以校正凝血活酶试剂差异对凝血酶原时间测值进行标准化报告的方法。

8. 甲胎蛋白、甲胎蛋白异质体、异常凝血酶原

（1）什么是血清甲胎蛋白（AFP）

AFP是一种糖蛋白，与肝癌及多种肿瘤的发生发展密切相关，可作为多种肿瘤的阳性检测指标。

（2）血清AFP与肝癌有什么关系？

血清AFP是当前诊断肝癌和疗效监测常用且重要的指标。

当血清AFP≥400μg/L，在排除妊娠、慢性或活动性肝病、生殖腺胚胎源性肿瘤以及消化道肿瘤后，高度提示肝癌；而血清AFP轻度升高者，应注意AFP的动态变化，以及其与ALT和AST的消长关系，并结合临床表现和肝脏影像学检查结果进行综合分析。

对于血清AFP阴性人群，可以借助血清甲胎蛋白异质体

(AFP-L3)进行肝癌的早期诊断。

(3)肝癌的高危人群需要多久查一次血清 AFP?

建议高危人群至少每隔 3～6 个月进行一次检查。

(4)什么是甲胎蛋白异质体?

甲胎蛋白分为 L1、L2、L3 三种异质体，虽然肝脏疾病与非肝外疾病均可引起甲胎蛋白升高，但不同的疾病甲胎蛋白异质体升高的种类却不一样：肝脏疾病主要以 AFP-L1 与 AFP-L3 升高为主，非肝脏疾病如妊娠妇女主要以 AFP-L2 升高为主；在肝脏疾病中，肝炎、肝纤维化、肝硬化等良性疾病主要表现为 AFP-L1 升高，肝癌则主要表现为 AFP-L3 升高。

(5)异常凝血酶原(DCP)和甲胎蛋白(AFP)有什么不同?

异常凝血酶原和甲胎蛋白是两种常用于肝细胞癌诊断的血清标志物。异常凝血酶原在肝癌的诊断、疗效监测和预后判断中显示出比甲胎蛋白更高的灵敏度和特异性，两者联合检测可以进一步提高肝癌的诊断准确性。

9. 血清肌酐

(1)血清肌酐是什么?

肌酐是小分子物质，可通过肾小球滤过，在肾小管内很少吸收，每日体内产生的肌酐，几乎全部随尿排出，一般不受尿量影响。

临床上检测血清肌酐是了解肾功能的主要方法之一，是肾脏功能的重要指标，血清肌酐升高意味着肾功能的损害。

(2)肝病患友血清肌酐增高见于哪些情况?

① 乙肝直接引起的。常见于乙型肝炎相关性肾小球肾炎，及重型肝炎所致的肝肾综合征。

② 非乙肝直接引起的，可能是抗病毒治疗所致。有些药物的代谢产物或者药物本身，可能会对肾脏功能造成一些损害，如替诺福韦及阿德福韦对肾脏有一定的潜在伤害，因此在治疗过程中要定

期随访。

（3）肝病患友血清肌酐降低见于哪些情况？

早期肝硬化患友血清肌酐水平经常偏低，其原因包括：在肝内肌酸转换为肌酸酐减少，细胞外液增加导致的更大的分布容积，以及明显的肌肉萎缩。

四、尿液检查

尿液检查主要用于评估泌尿系统和肾脏的功能，尿液检查是一种无创、方便的检测方法，能够帮助监测多种疾病。

1. 尿常规

尿常规是一种快速、简便、成本低廉的检测方法，可评估肾脏的过滤和排泄功能。主要作用如下。

① 评估肾脏功能：通过检测尿液中的特定成分，如蛋白质、红细胞、白细胞等，可以评估肾脏的过滤和排泄功能。

② 诊断泌尿系统疾病：尿常规可以帮助诊断肾脏疾病（如肾炎、肾病综合征）、泌尿系统感染（如膀胱炎、肾盂肾炎）和结石等疾病。

③ 监测糖尿病：尿常规中的尿糖和尿酮体检测有助于糖尿病的诊断和血糖控制情况的监测。

④ 肝脏疾病筛查：尿胆红素和尿胆原的检测可以为肝脏疾病提供线索，如肝炎、肝硬化或胆道阻塞。

⑤ 检测脱水和电解质失衡：尿比重的变化可以反映体内水分状态和电解质平衡。

⑥ 评估酸碱平衡：尿 pH 值的变化可以反映体内酸碱平衡状态，对诊断代谢性疾病有帮助。

2. 尿生化

尿生化检查是对尿液中特定化学成分的分析，这些成分可以反映肾脏功能和全身代谢状态。尿生化检查的功能主要包括以下方面。

① 评估肾脏过滤功能：通过检测尿液中的特定蛋白质（如微量白蛋白）和酶（如N-乙酰-β-D-葡萄糖苷酶，NAG），可以评估肾小球的过滤能力。

② 监测肾小管损伤：尿中某些低分子量蛋白（如α_1-微球蛋白、β_2-微球蛋白）和酶的升高，可以指示肾小管的损伤或功能障碍。

3. 肝病患者需要定期行尿液检查吗?

需要。尤其对于抗病毒治疗的慢乙肝患者，因目前口服抗病毒药物都经肾脏排泄，尿液检查可监测药物是否损伤肾脏，尤其对早期肾损伤具有极其重要的诊断价值。

（甘　厦）

五、血常规检查

1. 红细胞

（1）红细胞是什么?

红细胞（RBC），是血液中数量最多的一类血细胞，同时也是脊椎动物体内通过血液运送氧气的最主要的媒介。成熟的红细胞呈双凹圆盘状，直径为6～8μm，无细胞核。红细胞计数正常值范围，成年男性为（4.0～5.5）$\times10^{12}$/L，成年女性为（3.5～5.0）$\times10^{12}$/L。

（2）肝病患友什么时候会出现红细胞减少?

根据肝炎的三步曲（肝炎→肝硬化→肝癌）来看，肝功能损伤发展至肝硬化，提示病情已经在恶化，可能出现红细胞减少的现象。相关报道称，差不多2/3的肝硬化患友可有轻度至中度的贫血，此时，患友有脸色变差，嘴唇、指甲床颜色变浅，免疫力低下等症状。

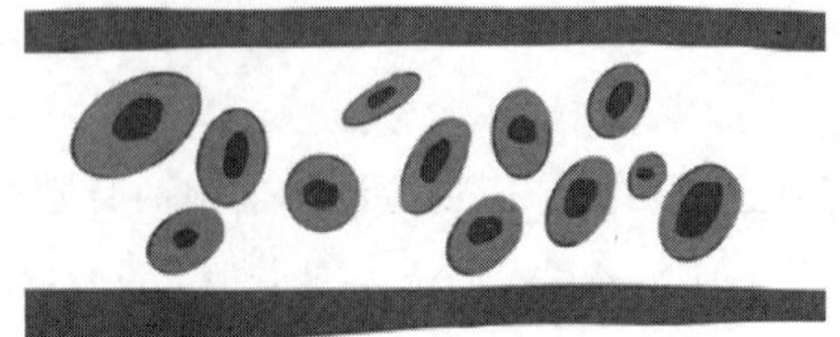

2. 白细胞

(1) 白细胞是什么?

白细胞（WBC）是血液中除红细胞和血小板外所有成熟血细胞的总称，包括淋巴细胞、多形核粒细胞和单核细胞。是无色、球形、有核的血细胞。正常成人总数为（4.0～10.0）$\times 10^9$/L，可因每日不同时间、机体的功能状态而在一定范围内变化。具有防御和免疫功能。

(2) 肝病患友什么时候会出现白细胞异常?

有些抗病毒药物在治疗期间可能会发生一些不良反应，如干扰素可能引起白细胞下降和肝功能异常，干扰素使用过程中可出现骨髓抑制：抑制骨髓，降低外周血白细胞及血小板，白细胞减少通常发生于用药后数小时至数日。主要是干扰素能可逆性地阻断白细胞、血小板从骨髓释放的缘故。这些不良反应都需要在治疗中定期检查才能及时发现。

肝硬化患友脾功能亢进可导致三系降低（白细胞、红细胞、血小板）。

3. 血红蛋白

(1) 血红蛋白是什么?

血红蛋白（HGB/Hb）是红细胞内运输氧的特殊蛋白质，血红蛋白与红细胞的使用价值近似。血红蛋白正常值，男性为 120～160g/L，女性为 110～150g/L。

(2) 肝病患友中血红蛋白异常见于哪些情况?

由于肝硬化患友肝功能减退，合成凝血因子减少，脾功能亢进及毛细血管脆性增加等原因，患友血红蛋白值异常，可出现出血倾向，轻者可发生鼻出血、牙龈出血、月经过多、皮肤紫癜等，重时可出现胃肠道黏膜弥漫性出血、尿血、皮肤广泛出血等情况。

4. 血小板

（1）血小板是什么？

血小板是从骨髓成熟的巨核细胞胞浆裂解脱落下来的小块胞质。无细胞核，呈双凸扁盘状。血管创伤而失血时，血小板在生理止血过程中起重要作用。血小板计数正常值为（100～300）×10^9/L。

（2）肝病患友中血小板异常见于哪些情况？

肝硬化患友因为肝功能减退、脾功能亢进等原因，可出现出血小板、白细胞降低。

干扰素骨髓抑制的副作用可以通过临床检测及时发现并得到有效治疗。比如，约有20%的患友在治疗过程中发生白细胞、血小板的降低，只要定期复查，必要时使用一些升白细胞或血小板的药物，维持中性粒细胞、血小板在警戒线之上即可。

（孙　俊）

第二节　检查报告怎么看

一、肝脏彩超

只有肝脏彩超，才能够看清楚肝脏的结构。对肝脏有无肿块、硬化结节和肿物等都可起到重要的辅助诊断作用。B超报告单上有很多医学术语，如“强回声”“弥漫性”“肝内结节”等，常让人摸不着头脑。了解以下常见术语对读懂报告单很有帮助。

1. 肝实质弥漫性改变

各种慢性肝病，如病毒性肝炎、脂肪肝、肝纤维化或少部分正常老年人，B超会提示慢性弥漫性肝损害。这个结论往往会让患友很悲观。事实上，这种表述只是表明有慢性肝炎，而不是疾病严重的标志。肝病是否严重，还要看包括肝功能在内的多项指标，并结合临床表现才能确定。

2. 高/低回声结节

肝脏高回声结节，大部分见于肝脏良性肿瘤，如肝脏血管瘤。肝脏低回声结节，最常见的就是小的肝囊肿，在影像学上表现是边缘光滑的囊性肿物，内容物是低密度的影像。

3. 肝边缘外形改变

正常肝组织边缘光滑整齐。如果有肝硬化，除了回声不均，B超会提示肝脏表面不光滑、边缘变钝，甚至肝脏有萎缩。慢性肝炎迁延不愈，B超下可见肝脏体积增大。

4. 肝内多发低密度结节

肝内多发低密度结节，这是一种肝内多发肿瘤占位病灶的描述，但是它的性质是不确定的，其性质可能是良性，也可能是恶性。

5. 肝强化灶

可能是患有肝血管瘤，属于常见的良性肝脏肿瘤，部分患友是先天发育异常造成的，也有部分患友是激素刺激影响导致的，主要发生在腹部。

6. 肝回声增多增强，分布欠均或不均或明显不均，管道结构显示欠清或不清

长期的慢性炎症，如随病情的发展，会出现肝细胞变性，部分坏死，出现增生，就出现了肝纤维化增生结节，超声表现为肝质地不均匀，呈小结节样，肝血管因增生受压而变细变窄。报告里会出现肝回声增多增强，分布欠均或不均或明显不均，管道结构显示欠清或不清。

7. 肝内部光点分布欠均匀

肝脏的超声提示肝内的强光点一般为钙化或者肝内胆管结石，肝细胞可能有损伤或是硬化表现。

8. 肝门静脉可变宽

肝脏细胞大量变性坏死纤维化，则渐渐出现肝硬化，此时肝门静脉可变宽，正常是小于 1.3cm，大于 1.4cm 就应属偏宽了，但要综合分析。

二、肝脏弹性测定报告怎么看

1. 肝脏弹性测定

肝脏弹性测定又称瞬时弹性成像技术（transientelastography，TE)，是一种超声弹性成像技术，通过检测肝组织硬度评估肝纤维化分期，具有非创伤性、快速等优点。

2. 为什么要进行肝脏弹性测定?

肝脏弹性反映肝纤维化程度，肝纤维化是肝脏损伤修复时致病因子所致肝内结缔组织异常增生的一个病理发展过程，长期进展为肝硬化。肝脏弹性测定对于慢性肝病、肝硬化患友衡量、阻断及逆转病情发展、治疗效果具有重要意义。

3. 什么样的患友适合做这项检查?

① 原则上各类肝病患友都适合做肝脏弹性测定，包括各种病毒性肝炎、肝硬化、酒精性肝病、非酒精性脂肪肝等，可以发现进展期肝纤维化和早期肝硬化，优化慢性肝病管理。

② 脂肪肝高危人群的肝脏评估。

③ 体检人群的肝脏评估等。

4. 报告解读

我们会在报告上看到两个主要数值。①肝脏硬度值 E（单位：kPa）：该数值反应肝纤维化程度，硬度值越大，纤维化越严重。正常参考值范围为 2.8～7.4kPa。②脂肪衰减指数（CAP），即受控衰减参数（单位：db/m）：该数值反应脂肪变性程度，CAP 值越大，肝脂肪变性程度越高。肝脏 CAP 值＜240db/m 考虑肝脏没有明显脂肪变。其他慢性肝病如慢性丙型肝炎、酒精性肝病、非酒精性脂肪性肝病患友的诊断范围与此接近。

三、肝穿刺病理报告

肝穿刺活检被称为肝脏疾病诊断的“金标准”，但是很多患友在被告知需要进行肝穿刺活检的时候都有一定的安全顾虑，因为肝穿刺活检是有创性检查，那么肝穿刺活检到底是什么样的呢？

1. 什么是肝穿刺活检？

肝穿刺活检的全名为肝穿刺活体组织学检查，是一种直接了解肝脏组织的病理变化，做出较精确诊断的检查方法，其诊断价值远高于血液生化、影像学检查。

2. 肝穿刺活检的作用有哪些？

（1）能够协助诊断和鉴别多种肝病

肝病有多种多样，比如脂肪肝、酒精性或者病毒性肝炎、肝脓肿、肝吸虫病和肝肿瘤、肝硬化等，通过做此检查能够看出肝脏病变，为进一步治疗提供良好的线索。

（2）能看到肝脏病变的活动性以及程度

有一些慢性乙肝患友感染病毒的时间很长，但是在最近半年时间才发现转氨酶异常而且乙肝病毒定量水平低。可通过做肝穿刺或组织检查的方式看一看肝组织的病理变化，检查慢性肝病是否一直处于活动期并且推断出病情的轻重程度。

（3）有利于药物的选择

通过做此检查可以看一看药物治疗效果，患友在治疗前进行肝穿刺或组织检查，能够根据肝组织炎症活动程度来选择合适的抗病毒药物并且提高其疗效。

（4）评判慢性肝炎患友愈后指标

通过做肝穿刺检查能够看一看肝组织病变，这样能为病情变化以及愈后判断提供良好的依据。其实重型肝炎的严重性与肝细胞坏死有着密切联系，做了肝穿刺检查之后若是呈现肝细胞水肿，说明病情比较轻，具有很高的治愈率。发现肝细胞坏死或者肝细胞残存率低，说明病情很严重。

（马小涵）

第三节 检验、检查注意事项

一、感染科哪些项目需要空腹抽血

1. 为什么要空腹?

进食后血液中许多化学成分会发生改变，如何得到准确的化验值。比如，进食后血糖会迅速升高。在前一日晚间进食后到第二天清晨，体内各种物质已达到相对稳定和平衡，食物相关因素对血液成分影响降低到最小，此时抽血可得到相对稳定、准确的结果。

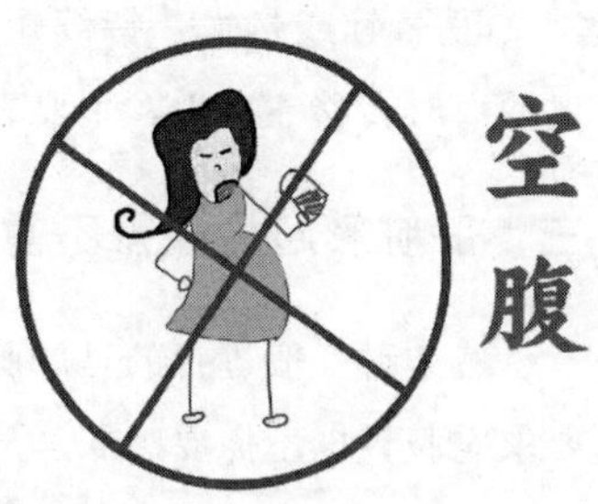

2. 感染科常见要求空腹抽血项目

包括肝功能、肾功能、血糖、血脂、糖化血红蛋白等。如果项目太多担心忘记，建议抽血后再吃早餐。

（邓　丹）

二、抽血可能遇到的常见问题

1. 抽血后按压多长时间？

抽血按压时间为 5 分钟以上，年龄大或血小板异常患友应延长些时间。

2. 抽血后如何按压？

按压方法：消毒棉签沿血管走向在皮肤针眼稍上方外按压，三个手指（示指、中指、无名指）压住抽血处，压紧即可，切勿过于使劲。按压时千万不能揉，轻揉不仅不能止血相反会加速出血。

3. 抽血可能出现的不良反应

① 血肿或淤青：建议 24 小时内冷敷，主要作用是止血；24 小时后热敷，主要作用是促进淤血被机体吸收。

② 低血糖：出现头晕、眼花等表现。建议平卧位，饮用少量糖水、饮料或吃颗糖，等待缓解。

③ 晕针或晕血：持续短，恢复快，一般几分钟就会缓解。建议抽血时转移注意力，不要看抽血操作。

三、肝脏彩超检查需不需要空腹、憋尿

感染科一般进行的是肝脏的彩超检查，无需特殊准备。不强行要求空腹，也不需要憋尿。

（刘　春）

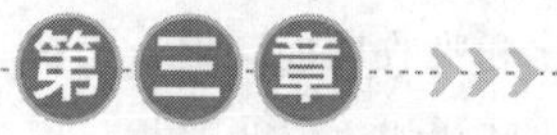

肝病患友日常生活如何调理

第一节　饮食

一、肝病患友饮食总则

肝脏在人体中就像是一个“工厂”，它主要负责加工、合成蛋白质和凝血物质，同时还能帮助人体将摄入的有毒物质清除掉。患了肝病后，患友的肝功能就会受到一定的影响。因此，肝病患友应积极进行有效的治疗，除了须按医生的要求用药治疗外，还可以合理地进行饮食治疗。那么，肝病患友如何进行饮食治疗呢？

1. 能量摄入适当

高能量饮食增加肝负担，加重消化功能障碍。能量适当可减少蛋白质消耗，有利于蛋白质合成，每天能量供给以 30～35kcal/kg 体重为宜。

2. 蛋白质足量

每天蛋白质 1.5g/kg 体重左右。蛋白质应质优、量足、产氨少，足量的蛋白质供给可以维持氮平衡，改善肝脏功能，有利于肝细胞损伤的修复与再生。

3. 适量脂肪

肝病时胆汁合成和分泌减少，脂肪的消化和吸收功能减退，脂肪供给过多，易沉着于肝内，影响糖原合成，使肝功能进一步受损。但脂肪供给不宜过少，否则影响脂溶性维生素吸收，还影响患友口味。

4. 适量糖类

碳水化合物应提供总热量的50%～70%，适量的碳水化合物不仅能保证慢性肝炎患友总热量的供给，而且能减少身体组织蛋白质的分解、促进肝脏对氨基酸的利用、增加肝糖原储备、增强肝细胞的解毒能力。碳水化合物主要来源于主食，宜选用米面等细粮，不选用玉米、高粱等粗粮。

5. 高维生素

多食用维生素丰富的食物，如乳制品、蛋类、绿色蔬菜、水果、小米、燕麦、酵母等。病毒性肝炎可影响许多维生素吸收与代谢，所以饮食中应供给丰富的多种维生素，必要时可补充维生素制剂，对肝细胞的解毒、再生和提高免疫等方面有重要作用。

6. 戒酒

酒中的乙醇能造成肝细胞的损害，慢性肝炎患友肝脏对乙醇的解毒能力下降。即使少量饮酒也会加重肝细胞损害，导致肝病加重，因此肝炎患友应戒酒。

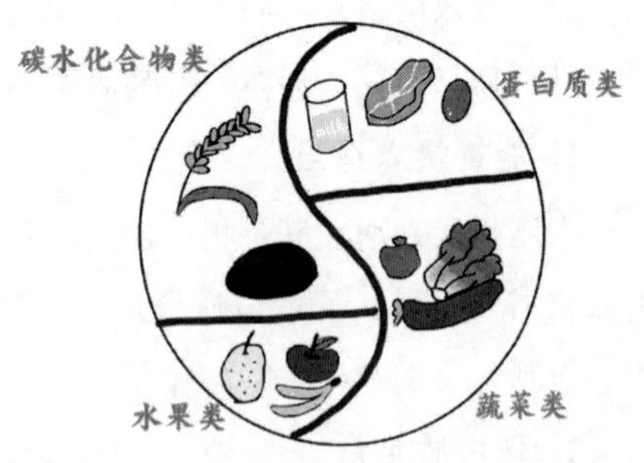

（吴鑫铖）

二、不同类型肝炎的饮食调理

1. 急性肝炎患友

清淡为主，保证足够的热量、优质蛋白质的摄入，摄取比平常多1.5～2倍的蛋白质，以促进肝脏组织修复，少吃高糖和高脂食物，适量补充各类维生素和纤维素。

2. 慢性肝炎患友

宜进食高蛋白质、高维生素类食物，碳水化合物摄取要适量，不可过多，以免发生脂肪肝。严禁吸烟、饮酒等。严格禁食糖果、糕饼以及油腻、油炸食品和寒凉食品。

3. 重型肝炎患友

尽可能减少饮食中的蛋白质，以控制肠内氨的来源。进食不足者，可静脉滴注10%～25%葡萄糖溶液，补充足量维生素。

4. 脂肪肝

脂肪肝是可逆的。了解不同脂肪肝类型，选择不同的治疗方式。及时去除诱因，积极干预生活方式，是治疗的关键。

（1）酒精性脂肪肝

酒精性脂肪肝是由于患友长期大量饮酒引起的。戒酒是关键。

（2）非酒精性脂肪肝

① 营养失调性脂肪肝：肝脏在维持脂质动态平衡起着重要作用。当三酰甘油过多沉积在肝内，将会形成脂肪肝。此类脂肪肝患友，建议适当增加优质蛋白、氨基酸、胆碱及卵磷脂等的摄入。

② 糖尿病性脂肪肝：部分糖尿病患友有不同程度的脂肪肝。1型糖尿病，是由于胰岛素缺乏，血浆脂蛋白的清除能力降低导致。2型糖尿病，是由于胰岛素抵抗。此类脂肪肝患友，应该有效控制

血糖，辅以低热量、低脂肪、高纤维素食物。

③ 肥胖性脂肪肝：由于血液中游离的脂肪大量增加，并不断经门静脉运往肝脏，故最终引起脂肪肝。此类脂肪肝患友，建议“管住嘴，迈开腿”。坚持运动，消耗体内多余脂肪。饮食应适量蛋白、低脂肪、低糖，多吃蔬菜和水果，限制热量摄入。

（高　莉）

三、肝硬化患友的饮食

肝硬化患友饮食方面的注意事项，总结为四个点：温软慢淡。①温，饮食不能太烫、太凉，以温为主。②软，选择的食物不能太硬。瓜子、核桃等坚果类坚决不吃。生姜因消化速度较慢，不推荐。③慢，就餐时不能太快，细嚼慢咽对身体、病情都是有益的。④淡，清淡饮食，忌辛辣、忌重油重盐。

四、肝衰竭患友的饮食

肝衰竭患友，一般已经入院就医，需要及时关注营养问题。首先入院要及时进行营养风险筛查，时刻关注营养风险。肝衰竭患友胃口会不好，一次吃太多很难消化吸收，所以需要选择少食多餐的进食方法。可适量加餐，尤其是夜间加餐。

五、肝癌患友的饮食

多吃低脂和富含优质蛋白质的食物，多吃新鲜蔬菜、水果，适量补充具有抗肿瘤作用的维生素，多吃含微量元素的食物，平衡膳食，维持体重。

（罗九云）

六、饮食其他相关问题

1. 喝酒会对肝脏有影响吗？

会有影响。人体物质代谢的主要器官是肝脏，肝脏具有去氧化以及储存肝糖原等主要功能，肝脏功能会受多种因素如饮酒以及病毒感染等影响。体内酒精的浓度及肝脏对酒精的代谢能力决定了酒精对肝脏的损害程度。饮酒是导致人体肝功能异常的重要因素之一，日摄取乙醇达20g便可引起谷草转氨酶（AST）以及γ-谷氨酰转肽酶（GGT）水平异常升高；日摄取乙醇超过40g则会严重损害肝脏，引发乙醇性肝病。长期大量饮酒：肝脏受到不同程度的损伤，出现脂肪变、坏死等，呈现出代偿性改变，即肝脏结构、形态及大小失常。

2. 吸烟对肝脏有影响吗？

长期吸烟和饮酒是肝病的主要原因之一，香烟烟雾中含有4000种以上有毒化学物质，可损害肝脏。

① 直接或间接因素：长期吸烟会导致肝脏负担加重、代谢紊乱，损伤肝细胞，激活肝星状细胞，从而加重肝脏的炎症坏死及肝纤维化。同时吸烟会加剧酒精刺激肝脏，导致出现肝硬化失代偿期。

② 致癌作用：烟草含有亚硝铵，亚硝铵是在烟草的烘烤和加工过程中形成的。其中NNN、NNK、NNAL等是典型的强致癌物质，其会在特定组织代谢激活后，通过基因毒性机制诱导发生肿瘤，增加肝细胞癌等肿瘤发生的机率。

（罗九云）

3. 有乙肝可以喝咖啡吗？

乙肝患友喝咖啡大多数情况下可以，但是在某些特殊情况下要注意少喝咖啡，甚至不喝咖啡。乙肝如果造成了肝损害，有谷丙转氨酶和谷草转氨酶的升高，这时候如果得不到良好的休息，很可能造成转氨酶继续升高。喝咖啡有可能影响睡眠，所以此时应该尽量少喝咖啡，而应该注意休息，避免运动、避免劳累。喝咖啡的量也不宜过大，过量的咖啡会增加脂肪或者其他热量的摄入，对患友病情无益。但如果只喝适量咖啡，不造成睡眠障碍，并不会对乙肝患友的病情造成危害。

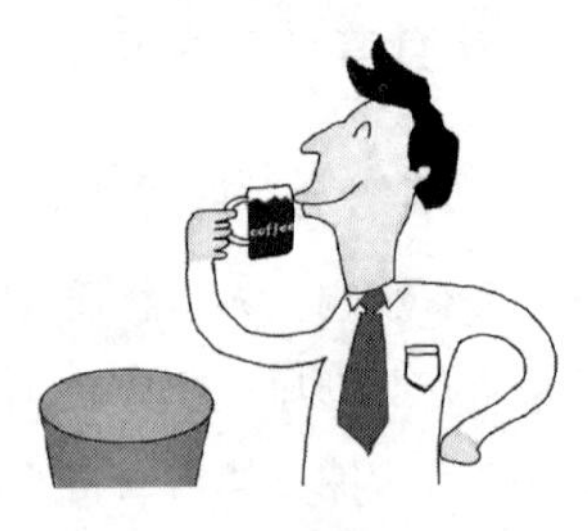

4. 有乙肝可以喝茶吗?

合理饮茶对乙肝患友的身体有一定益处。但如果饮茶量过量，容易加重胃肠以及肝脏负担，不利于病情恢复。

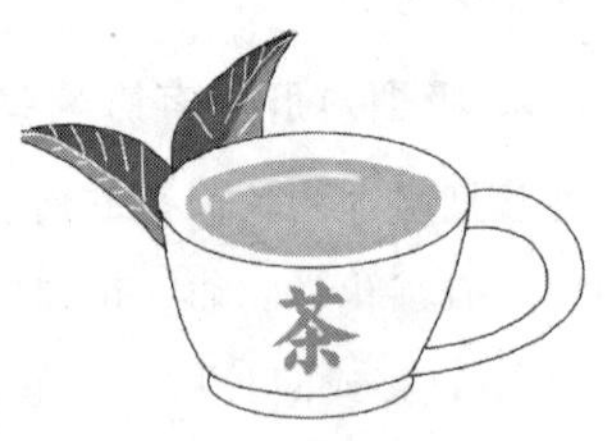

需要注意的是，乙肝患友在抗病毒治疗期间，建议不要喝茶。因为有可能影响药物的疗效。

5. 肝病患友可不可以夜间加餐?

可以的。慢性肝病患友由于糖原合成和储存量减少，身体会增加脂肪和蛋白质的分解，来提供能量。所以，很多慢性肝病患友容易出现消瘦、体重下降、白蛋白下降等情况，严重时可能导致肝脏细胞的再生及肝功能恢复。

由于每位患友的病情不尽相同，建议在临床医生的指导下，根据具体的病情，制定加餐的时间、种类以及加餐的量。

6. 吃中药治疗肝病靠谱吗?

建议谨慎使用中药，最关键在于：许多重要的中药副作用不明确，或没有经过大范围的临床试验来确定安全剂量，无法很好地控制潜在的不良反应。经过临床验证的降酶保肝中药，可以作为辅助治疗手段。对于病毒性肝炎，抗病毒治疗才是最重要的医治方法。使用流传的“土方子”中药不仅不能“护肝”，反而有可能导致肝脏损伤，现代医疗界是不赞成的。

（郭桂芳）

7. 肝病患友适合吃什么水果?

（1）肝病患友宜选用哪些水果？

肝病患友建议多吃水果，水果含有丰富的维生素、微量元素、膳食纤维等，是肝病患友良好的营养品，其既能补充足够的维生素和纤维素，也有助于促进消化和缓解炎症。建议多吃香蕉、葡萄、柑橘、西瓜等水果。

（2）肝病患友吃水果要注意哪些问题？

① 食用新鲜水果。水果储存时间太长会使大量的营养物质消耗，而且腐败的水果会产生有毒物质，损害肝脏。

② 适量食用。每天吃水果的确有益于肝病患友康复，但是要适量。如果吃得太多就会加重消化器官的负担，导致消化和吸收功能障碍。一般成人每日吃苹果、梨、香蕉 1 至 2 个为宜，小儿可适当少些。

③ 食用成熟果实。未熟透的葡萄、苹果中含有较多的酸类和发酵的糖类，对牙齿有腐蚀性，易造成龋齿。果酸对消化道有刺激性作用，肝病患友本身就有胃嗟、肚子胀、腹泻等症状，吃不成熟的水果会加重其不适感。

④ 注意食用时的卫生。吃水果时要清洗干净，除去水果上的污物和残留农药。

⑤ 根据病情选择水果。如若脾胃虚寒的肝病患友，便不能像

其他普通肝病患友一样吃葡萄、梨、柚子等偏凉性的水果。

（熊慧琳）

第二节　运动

一、肝病患友的运动总原则

剧烈运动不可取，适量的舒缓运动很推荐。肝病患友不适合进行剧烈的、长时间的运动，尤其是竞技性运动，因为劳累后会加重肝脏的负担，改变体内的免疫状态，可能会诱发急性肝病。适量的、比较舒缓的运动，比如散步、打太极拳、练习八段锦等，可以促进肝病患友的新陈代谢，增加机体的免疫力，改善患友的心理状态。但对于病情严重的肝病患友，需遵循医生的建议。

二、脂肪肝的运动建议

合理运动也是预防和控制脂肪肝的有效方法。脂肪肝人群，以锻炼全身体力和耐力为目标，可选择全身性低强度动态运动，即常说的有氧运动。

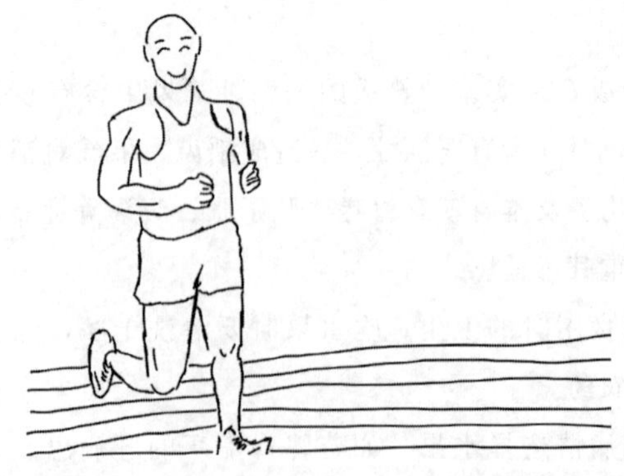

此外，还可以选择自己喜欢的、适合的运动如慢跑、快走、游泳等，坚持每天半小时以上或一周 150 分钟以上中等强度的运动。

（陈睿彬）

第三节　其他日常事项

一、保持优质睡眠

夜晚睡眠时间低于 4 小时，自身免疫功能水平下降一半左右。养成按时休息的习惯后，充足睡眠可以让患友免疫细胞恢复正常。睡眠不足，将导致肝病患友的代谢机能低下。可以说良好的睡眠就是护肝药，它能够供应全身营养，并减少机体消耗，对肝病康复有积极意义。那么如何保持优质睡眠呢？

① 睡觉前使用热水来泡脚：每天晚上睡觉前可以用热水来泡脚，不仅能够缓解一整天的疲劳感，同时也可以提高睡眠质量。

② 保证睡眠环境：良好的环境是睡眠的前提。慢性乙肝患友应选用适合自己的枕头，卧室应安静，空气要保持清新，光线以柔和为宜，温度不可过高或过低，以 25℃为宜，避免外界视、嗅、听、触等感觉器官的不良刺激。尽量选择纯棉并且宽松的睡衣，去掉身上的所有首饰，让身体处于放松以及舒适状态。

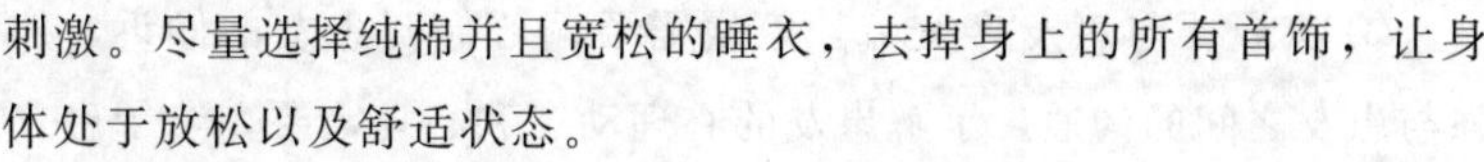

③ 根据自身情况适量运动：适当做一些缓和的运动，能够让大脑分泌出一些能够抑制中枢神经兴奋的物质，提高睡眠质量，缓解疲劳感，让身体进入良性循环状态。睡觉前可以选择慢跑或者打

太极拳等，这样能够提高体温，当身体感觉到微微出汗就应该停止运动，等到40分钟左右，体温就恢复到正常，容易让人进入深睡眠的状态。

④ 睡觉前不能喝浓咖啡以及浓茶：众所周知，咖啡和浓茶里面会含有咖啡因，容易让精神亢奋，如果睡觉前喝的话可能会影响到睡眠质量。

（熊素芬）

二、管理好情绪

俗话说：怒伤肝，悲伤肺，恐伤肾。不良的情绪都会影响到我们全身组织器官的健康。面对长疗程、病情反复的各类肝病，该如何保持良好的心态与积极乐观的情绪呢？

① 当情绪烦闷时，不要闷在心里，需要进行诉说宣泄，以释放和减轻压力。最好找一个专科医生进行倾诉，一方面能缓解自身压力，另外很多疑问还可以从专业医生那里得到解答，可以提升自身对疾病的认识。

② 保持适当运动。科学研究证明，适量的运动不仅可以使身体含氧量和内啡素增加而产生兴奋感，还会使人心理上获得成就感，有利于自身情绪的调节与控制。

③ 可听舒缓身心的音乐或者轻松幽默的视频。缓解工作或者生活上的压力与疲劳，也有利于获得良好的睡眠质量，减轻肝脏的负担。

④ 家属要与患友多交流：家属需要耐心倾听患友的倾诉，加强与患友之间的沟通，了解患友的心理动态和心理需要，给予患友安慰及充分的支持，消除患友的思想顾虑。如发现患友有长期抑郁等心理障碍，应鼓励患友积极寻求心理治疗干预。

总而言之，肝病的治疗不能只依赖药物，情绪对肝病也具有很大的影响，患友们应保持乐观健康。

⑤ 经常出现肝区疼痛怎么办？

出现肝区疼痛时，应及时就诊，进行全面检查，以确定具体原因并进行相应治疗。建议完善肝功能、病毒性肝炎检查（如乙肝五项、丙肝抗体等）、肝纤维化指标、肝癌筛查（包括 AFP、肝脏超声、CT、磁共振等）。若以上检查无异常，可能原因为肋间神经痛、过度劳累、心理因素所致，建议调整心态，消除紧张情绪。

（宋雨文）

三、谨慎用药

肝脏是人体最大的解毒器官，我们所服用药物的药性和毒性主要通过肝脏进行代谢。即使是保肝护肝的药，因为要在肝脏代谢，也会增加肝脏的负担，甚至引起肝脏的损害。因此，合理使用护肝药，使其真正发挥护肝作用，极其重要。如果想要使护肝药起到理想的效果，就应遵循以下几个用药原则。

① 能少用就不多用。有些人“恨病吃药”，觉得药吃得多，病就好得快。但其实，多数药物都要经肝脏分解、转化、解毒，如果过多地使用护肝药无疑会增加肝脏负担。因此，药物的选择应遵循简单、安全的原则。也就是说，即使病情需要使用护肝药，种类也不宜多，一般为 1～2 种，有相同成分的药物最好不要重复使用。

② 不要长期使用。有些患友担心病情反复，即使病情已经得到了完全的缓解，还继续使用护肝药。但是，多数药物都要经肝脏分解、转化、解毒，护肝药也同样如此，长期用药会增加肝脏负担。

③ 逐渐减量。强效降酶药物，突然停药有可能出现肝功指标反弹，因此，建议停药时要在医生指导下逐渐减量，别停得过快。

④ 谨遵医嘱。有些患友对于各种护肝药物的药理机制和副作用不太了解，在没有诊断自身肝脏是否存在疾病，以及哪种疾病之前，就自行服用护肝药物，甚至将护肝药物作为解酒药物长期使用，这样不仅对肝脏无益，还容易贻误病情，导致更为严重的后果。因此患友一定要和医生密切配合，在咨询医生后再使用药物，以避免出现不必要的毒副作用和病情反弹，影响疗效。更不能自己给自己开药，一定要按照医生处方用药。

（潘　星）

第二篇

乙型肝炎

初窥乙肝，从了解乙肝开始

第一节　临床医生常提到的专业词

1. 乙肝病毒

乙肝病毒，全称为乙型肝炎病毒（hepatitis B virus，HBV）。是一种 DNA 病毒。对人具有易感性，会引起乙型病毒性肝炎。

2. 乙肝

乙肝，全称为乙型病毒性肝炎，是由乙肝病毒感染后，引起的肝脏急性或慢性炎症。感染乙型肝炎病毒的潜伏期，可从 30 天至 180 天不等，平均约 75 天。大多数人初次感染时没有明显症状，而少数人会有急性症状如恶心、呕吐、黄疸、疲倦、茶色尿以及腹痛等。常分为急性乙型肝炎和慢性乙型肝炎。

3. 急性乙型肝炎

急性乙型肝炎指乙型肝炎的急性发作，病程不超过 6 个月。

4. 慢性乙型肝炎

慢性乙型肝炎是由 HBV 持续感染引起的慢性炎症性疾病。

HBsAg 和/或 HBV-DNA 阳性超过 6 个月。

5. 乙型肝炎肝硬化

乙型肝炎肝硬化是慢性乙型肝炎发展的结果，其病理学定义为弥漫性肝纤维化伴有假小叶形成。

① 代偿性肝硬化：影像学、生物化学或血液学检查有肝细胞合成功能障碍或门静脉高压症（如脾功能亢进及食管胃底静脉曲张）证据，或组织学符合肝硬化诊断，但无食管胃底静脉曲张破裂出血、腹水或肝性脑病等严重并发症。

② 失代偿性肝硬化：患友已发生食管胃底静脉曲张破裂出血、肝性脑病、腹水等严重并发症。

6. 乙型肝炎肝纤维化

指慢性乙型肝炎感染，未达到肝硬化诊断标准，但肝纤维化表现较明显的感染者。

7. 乙肝携带者

乙肝表面抗原（HBsAg）阳性持续 6 个月以上，很少有肝病相关的症状与体征，肝功能基本正常的慢性乙型肝炎感染者。

8. 乙肝大三阳

乙肝两对半检查中，乙肝表面抗原（HBsAg）、乙肝 e 抗原（HBeAg）、乙肝核心抗体（HBcAb）显示阳性，通常称为“乙肝大三阳”。大三阳传染性高，乙肝病毒复制活跃。

9. 乙肝小三阳

乙肝两对半检查中，乙肝表面抗原（HBsAg）、乙肝病毒 e 抗体（HBeAb）、乙肝核心抗体（HBcAb）显示阳性，通常称为“乙肝小三阳”。小三阳传染性低，乙肝病毒复制低。

10. e 抗原阴转

指既往乙肝表面抗原（HBeAg）阳性的患友，乙肝 e 抗原

（HBeAg）消失。

11. 乙型肝炎康复

曾有急性或慢性乙型肝炎病史，现为乙肝表面抗原（HBsAg）持续阴性、乙肝表面抗体（HBsAb）阳性或阴性、乙肝核心抗体（HBcAb）阳性、HBV-DNA 低于最低检测下限、丙氨酸转氨酶（ALT）在正常范围。

12. 病毒学突破

核苷类似物（NAs）治疗依从性良好的患友，在未更改治疗的情况下，HBV-DNA 水平比治疗中最低值升高＞1lgIU/mL，或转阴性后又转为阳性，并在 1 个月后以相同试剂重复检测确证，可有或无 ALT 升高。

病毒学突破常出现在慢性乙肝患友治疗发生耐药后，同时要排除抗病毒治疗的依从性情况（比如患友有没有每天按时服药，每次的服药方式是否正确等）。

13. 病毒学复发

病毒学复发是指获得病毒学应答的患友停药后，间隔 1 个月 2 次检测 HBV-DNA 均$>2\times10^{3}$IU/mL。

14. 低病毒血症

低病毒血症（LLV），是指慢性乙型肝炎（CHB）患友接受一线抗病毒药物至少 48 周，检测其高灵敏度 HBV-DNA 阳性（＞20IU/mL），但＜2000IU/mL。需排除患友用药依从性不佳、HBV 耐药突变、药物或食物对药效的影响等因素。

15. 耐药

在抗病毒治疗过程中，检测到与 HBV 耐药相关的基因突变，称为基因型耐药。体外实验显示，抗病毒药物敏感性降低，并与基因耐药相关，称为表型耐药。针对 1 种抗病毒药物出现的耐药突变对另外1种或几种抗病毒药物也出现耐药，称为交叉耐药。至少对2种不同类别的NAs耐药，称为多重耐药。

（张伦理）

第二节　乙肝会对身体造成什么影响

一、乙型肝炎的疾病进展

我国是乙肝大国，许多慢性乙型肝炎患友都没有接受规范的治疗。因为慢性乙型肝炎发病隐匿，若不定期检查便不易发现，因此错过治疗时机。有些患友达到了抗病毒治疗的指征，因为肝功能正常而没有进行治疗。甚至有些患友肝功能异常，也不进行规范的治疗。这些情况必然会使患友的肝脏发生不同的变化。那么，慢性乙型肝炎不治疗将会怎样呢？

1. 病情缓解

部分患友能通过自身机体的免疫功能，抵抗病毒的侵袭甚至清除病毒，使机体病情稳定甚至好转，成人部分慢性乙型肝炎患友会自发地由“大三阳”转为“小三阳”而病情缓解。

小儿患友很少会出现“大三阳”转“小三阳”的现象，由于其免疫系统有较高的耐受性，容忍病毒复制而不发病，小儿患友病变虽然较轻却很少自发缓解。

2. 肝硬化

（1）慢性乙型肝炎发展成肝硬化的概率多大？生存率如何？

慢性乙肝若不治疗或不规范治疗，会发生病情的进展。每年有2%～10%的慢性乙肝患友最终会发展成肝硬化，乙肝确诊年数越久，发生肝硬化的几率会越大。

（2）慢性乙型肝炎进展成肝硬化与哪些因素有关？

慢性乙肝长期存在，病变的进展与患友的性别、年龄、病毒复制的活跃程度、酒精等有关。

① 性别：男性患友一般重症病变较多，进展成肝硬化的也多。

② 年龄：幼儿慢性乙肝患友，成年后肝硬化的发生率比成年期感染者高。老年乙肝患友感染时间较长，重症较多，加上合并心血管、呼吸道等的基础病较多，发展为肝硬化的也较多。

③ 病毒复制的活跃程度："大三阳"的病毒复制水平较高，病变的活动性也较明显，病变进展比较快。"小三阳"患友的病变进展虽较缓慢，但最终发生肝硬化、肝衰竭和肝癌的远远超过"大三阳"的患友。

④ 酒精：过量的酒精会伤肝，慢性乙肝患友酗酒易发展成肝硬化。

3. 肝衰竭

慢性乙肝不治疗，易导致肝功能发生急性失代偿，进而发生急性肝衰竭，甚至危及生命，其死亡率较高。

4. 肝癌

（1）发生肝癌的概率多大？

慢性乙型肝炎若不治疗，易发展成肝硬化，进而进展成肝癌。肝硬化患友每年有1%～6%会发生肝癌，五年累计发生率为15%～20%。

（2）肝癌都是肝硬化发展而来的吗？

肝癌不一定都是由肝硬化发展而来，有部分乙肝患友可直接发展成肝癌。乙肝病毒是一种癌变的诱发因子，肝细胞长时间在病毒的诱导下就容易出现癌变，大量肝细胞癌变易出现肝癌。

（3）肝硬化患友发生肝癌与哪些因素相关？

① 年龄：老年患友的肝硬化易发展成肝癌。

② 病毒水平较高、病变继续活动的肝硬化易发展成肝癌。

（姜　娇）

二、乙肝病毒携带具有传染性吗，可能通过哪些途径传染

1. 乙肝病毒携带具有传染性吗？

具有传染性，且病毒量越高，传染性越强。我国乙型肝炎的传染源主要是急、慢性乙型肝炎患友和乙型肝炎病毒携带者。

2. 乙肝可通过哪些途径传染？

经典的感染途径主要有三种。

① 血液传播：如果输入带有乙肝病毒的血液，就可能导致机体感染乙肝病毒。其他如修足、文身、扎耳环孔、医务人员工作中的意外暴露、共用剃须刀和牙刷等也可传播。

② 性接触传播：无防护措施的性生活，有可能造成乙肝病毒的传染。

③ 母婴传播：主要发生在围产期。婴儿在出生时，被妈妈含有乙肝病毒的血液或体液传染，称为母婴垂直传播。

3. 乙肝哪些途径不会传染？

乙肝不经呼吸道和消化道传播。因此，日常学习、工作或生活接触，如在同一办公室工作（包括共用计算机等）、握手、拥抱、同住一宿舍、同一餐厅用餐和共用厕所等无血液暴露的接触，不会传染乙肝。另外流行病学和实验研究未发现乙肝能经吸血昆虫（蚊和臭虫等）传播。

（叶　英）

三、慢性乙肝患友的生活质量

一般来说，慢性乙肝患者的生活质量取决于整个疾病进展的快慢以及进展在哪一阶段。如果属于慢性乙肝携带者，没有肝炎的发作，生活质量和健康的人群几乎是一样的。慢性乙肝患友如果只有轻微的肝功能异常，这种情况一般是不会对生命造成影响的，只要进行抗病毒治疗，病情就会得到有效的控制。

（张梦琪）

四、乙肝会遗传吗

不会。首先，要区分遗传病与传染病这两个概念。

遗传病是指由遗传物质发生改变而引起的，或者是由致病基因所控制的疾病。

传染病是由各种病原体引起的，能在人与人、动物与动物或人与动物之间相互传播的一类疾病。

乙肝属于传染病而不是遗传病，主要在人与人之间传播，主要经母婴、血液（包括皮肤和黏膜微小创伤）和性接触传播，所以携带有乙肝病毒的个体只要治疗得当，并不会传给下一代。

（李裔斌）

第三节　乙肝可以预防吗

乙肝主要经母婴、血液（包括皮肤和黏膜微小创伤）和性接触传播。那么该如何科学预防乙型肝炎的感染呢？

1. 保护易感人群

接种乙型肝炎疫苗是预防 HBV 感染最有效的方法。乙型肝炎疫苗的接种对象主要是新生儿，其次为婴幼儿，以及 15 岁以下未免疫人群和高危人群。乙型肝炎疫苗全程需接种 3 针，按照 0、1 和 6 个月的程序，即接种第 1 针疫苗后，在 1 个月和 6 个月时注射第 2 针和第 3 针。接种乙型肝炎疫苗越早越好。

2. 管理传染源

定期进行体检。每个人都是自己健康的第一责任人，要对自己的身体健康负责。尤其是乙肝患友，定期进行肝功能等检查，有助于临床医生了解自身情况，及时进行干预治疗。

3. 切断传播途径

① 洁身自好。同房做好防护措施。

② 避免出现血液感染。若献血、就医，需选择正规靠谱的医院，避免出现病毒的交叉感染。

③ 其他如理发、刮脸、修脚、穿刺和文身等器具，应要求店家严格消毒。

（王 莹）

第四节 关于乙肝，日常生活的常见疑惑

一、家有乙肝患友，日常生活该如何做

乙肝病毒感染在社会上有家族聚集的倾向，家庭内的传播危险性与接触时间、密切程度、社会风俗、生活习惯甚至文化教养程度有关。

最积极、最有效的预防方法，是给尚未感染乙肝病毒的家庭成

员注射全程的乙肝疫苗，使其产生对乙肝的抵抗力，这时即便接触到乙肝病毒，传染的概率也不会很高。

日常生活中，家庭中每个成员都要注意个人卫生，要有专用牙具、刮脸刀及盥洗用品等。

二、乙肝患友可以有夫妻生活吗

可以有，但需要注意两个方面。

（1）传染性方面，夫妻一方患有病毒性肝炎，当夫妻之间亲密接触时，是有可能接触到体液的，所以在过夫妻生活时，需要注意预防肝炎病毒传播。建议夫妻俩戴避孕套，避免与患有肝炎的伴侣接吻、口交和在月经期过性生活。

（2）身体方面，避免同房导致病情加重，不同时期的肝炎有讲究。

① 急性病毒性肝炎：发病期，由于患友转氨酶显著升高，明显黄疸，此时肝细胞受到破坏，不宜进行同房；肝炎恢复期，建议等各项肝脏功能指标恢复正常半年后进行，不宜过频、时间不宜过长。

② 慢性病毒性肝炎：发病期，最好不要同房。此时病毒复制活跃，具有较强的传染性；病情稳定期，即病毒无复制或非常低的复制状态，可以进行有节制的夫妻生活。

总结为一句话，等病情稳定，咨询医生之后再做决定。

（叶　英）

三、乙肝大三阳能转阴吗

可以的。乙肝大三阳转阴，分为乙肝病毒 HBV-DNA 转阴、两对半 e 抗原转阴、两对半表面抗原转阴。

① 乙肝病毒 HBV-DNA 转阴：HBV-DNA 是反应乙肝病毒量

的指标。HBV-DNA 转阴，意味着乙肝病毒活跃程度下降，病毒复制下降。一般出现在使用抗病毒药物的慢乙肝患友。

② 两对半 e 抗原转阴：e 抗原阳性，代表病毒复制活跃。抑制乙肝病毒活跃程度是乙肝大三阳治疗的首要目的。在进行科学而个体化的抗病毒治疗后，两对半 e 抗原是可以出现转阴的。

③ 两对半表面抗原转阴：一般情况下，表面抗原转阴意味着患友体内的乙肝病毒已经消失。目前而言，也存在着这种可能性。但需要患友配合临床医生，等待治疗时机，坚持进行个体化的抗病毒治疗及免疫调节。

（徐春萍）

第五章

乙肝治疗方案该如何选择及监测

第一节　乙肝治疗的总体方向

一、乙肝治疗的目标

乙型肝炎抗病毒治疗的总体目标为：最大限度地长期抑制HBV-DNA复制，减轻肝细胞炎性坏死及肝纤维化，延缓和减少肝功能衰竭、肝硬化失代偿、肝癌及其他并发症的发生，从而改善生活质量和延长生存时间。

在治疗过程中，对于部分适合的患友应尽可能追求慢性乙肝的临床治愈，即停止治疗后持续的病毒学应答、HBsAg消失，并伴有丙氨酸氨基转移酶（ALT）复常和肝脏组织病变改善。

慢乙肝抗病毒治疗终点分为以下几种。

① 理想的终点：HBeAg阳性与HBeAg阴性患友，停药后获得持久的HBsAg消失，可伴或不伴HBsAg血清学转换。

② 满意的终点：HBeAg阳性患友，停药后获得持续的病毒学应答，ALT复常，并伴有HBeAg血清学转换；HBeAg阴性患友，停药后获得持续的病毒学应答和ALT复常。

③ 基本的终点：如无法获得停药后持续应答，抗病毒治疗期间长期维持病毒学应答（HBV-DNA 检测不到）。

二、慢性乙肝抗病毒治疗的重要性

抗 HBV 治疗可降低 HBV 相关并发症的发生率，降低 HBV 相关肝癌的发生率，提高患友生存率，是慢性 HBV 感染者最重要的治疗措施。

慢性乙肝抗病毒治疗时机，主要根据血清 HBV-DNA 水平、血清 ALT 和肝脏疾病严重程度来决定，同时结合患友年龄、家族史和伴随疾病等因素，综合评估患友疾病进展风险后决定是否启动抗病毒治疗。

三、抗炎保肝是治疗慢性乙肝的有效手段之一

抗病毒治疗是慢性乙肝治疗的关键已成共识，抗炎保肝治疗是重要的补充，在抗病毒治疗开始、过程中都需要抗炎保肝，特别在抗病毒禁忌证、抗病毒继发失败、重型肝炎中，抗炎保肝为主要治疗方法。临床应该合理应用抗炎保肝药物，尽可能发挥其最大作用，以获得综合治疗的最佳效果。

1. 炎症在慢性乙肝中的重要作用

肝脏炎症及其所致肝纤维化、肝硬化及肝衰竭等是肝脏疾病进展的主要病理生理学和病理组织学基础。在临床上，抑制炎症能够改善肝功能，降低肝癌患病风险和病死率，从而使慢性乙肝患友生存和生活质量获益更显著。

2. 抗炎保肝治疗可有效减缓肝脏炎症

研究表明，乙肝病毒复制只是慢性乙肝病理生理过程中的重要启动因子，当炎症在长期反复启动后，就会形成瀑布效应。从而使得肝脏的炎症和坏死持续发展。故抗炎保肝治疗显得尤为重要。

目前，针对慢性乙肝有两类抗病毒药物：核苷（酸）类药物和干扰素。其中，核苷（酸）类药物主要控制病毒复制，干扰素主要通过免疫调节抗病毒，对已经形成的炎症无直接作用。在临床实践中，抗病毒治疗疗程长，主要是因为缺乏宿主强有力的免疫应答，故在HBV被抑制后仍常见ALT增高的现象。故在病因治疗的基础上有效控制肝组织炎症，有可能减少肝细胞破坏和延缓肝纤维化进展。

3. 抗炎保肝药物的分类及作用机制

抗炎保肝药物是指能促进肝细胞再生、增强肝脏解毒功能等改善肝脏功能作用的药物。目前，抗炎保肝药物品种较多，依据其作用机制大致可分为五大类。

① 抗炎类：代表药物为双环醇、甘草酸制剂。

② 修复肝细胞类：代表药物为多烯磷脂酰胆碱。

③ 解毒类：代表药物为还原型谷胱甘肽、硫普罗宁。

④ 抗氧化类：代表药物为水飞蓟素类。

⑤ 利胆类：代表药物为熊去氧胆酸、S-腺苷蛋氨酸。

4. 抗炎保肝药物治疗的注意事项

熟悉各类抗炎保肝药物的性能、作用机制及副作用，根据具体病情合理规范用药。选择药物应注意遵循以下几个基本原则。

① 不用药：慢性乙型肝炎病情稳定时，肝脏炎症活动轻时，最好不用药。

② 精简用药：根据病情精心选择用药方法及药物，以不超过2～3种为宜。疗程视病情而定，一般2～3个月，忌频繁换药、不规则治疗，避免滥用或疗程过长。

③ 不过分依赖护肝药物：护肝药物多在实验室特定条件下，观察到其对肝细胞损害有保护作用，临床效果有时不尽人意，部分护肝药物还有副作用，故不应长期使用、过分依赖。

抗炎保肝治疗只是慢性乙肝综合治疗的一部分，并不能取代抗乙肝病毒治疗。对于 ALT 升高者或肝组织学明显炎症坏死者，在抗病毒治疗的基础上可适当选用抗炎保肝治疗。

四、抗纤维化是治疗慢性乙肝的关键方法

肝纤维化是许多病因（如肝炎病毒、酒精等）引起的慢性肝病的进展期病理改变，其病理结局为肝硬化，导致门静脉高压与肝细胞功能减退，临床可出现食管胃底静脉曲张破裂出血、腹水等失代偿期症状及并发症，严重威胁患友生命健康。大量临床研究证实，肝纤维化及一定程度的肝硬化，都是可逆的。

进展期和显著肝纤维化期及肝硬化期，均需要针对纤维增生沉积的抗肝纤维化治疗。目前这方面的治疗主要是中医中药，如安络化纤丸、复方鳖甲软肝片、扶正化瘀胶囊等，对明显纤维化或肝硬化患友可以酌情选用。

（葛善飞）

五、乙肝也有治愈的希望

现阶段，临床医生在探索临床治愈的方法，并看到了乙肝治愈的曙光。

2018 年 4 月，由中国肝炎防治基金会发起，在北京人民大会堂启动“中国慢性乙型肝炎临床治愈（珠峰）工程项目”（以下简称为珠峰项目），项目的启动意味乙肝的防、诊、治水平将全面提升，乙肝临床治愈将不再是梦想。

1. 什么是临床治愈？什么是珠峰项目？

根据中国以及国际上各大肝病指南，慢性乙肝治疗后达到 HBsAg 消失或血清学转换（出现表面抗体），即实现了临床治愈。

实现临床治愈的患友可进一步延缓疾病进展、减少停药后复

发、降低肝硬化和肝癌发生风险，并降低全因死亡（各种病因导致的死亡）率。

珠峰项目，目的是希望符合条件的部分患友，通过换用或联合应用长效干扰素治疗，达到临床治愈（功能性治愈）。

2. 珠峰项目有什么入组要求?

① 年龄为 18～60 岁。

② 临床诊断为慢性乙型肝炎。

③ 接受口服抗病毒药物（ETV、TDF、TAF、TMF）一年以上的患者，同时满足以下条件。

a. 乙肝表面抗原（HBsAg）水平在 1500IU/mL 及以下。

b. 乙肝 e 抗原（HBeAg）阴性。

c. 乙肝病毒量（HBV-DNA）＜100IU/mL 或低于检测下限。

d. 无干扰素治疗禁忌证，且愿意接受 PEG-IFN 治疗。

3. 珠峰项目治疗时间有多久?

项目使用的长效干扰素需要每周皮下注射用药一次，用药 48～96 周，具体疗程需要根据疗效以及副作用情况而定。停用干扰素后将继续对患友定期随访。

使用长效干扰素期间，需要至少每 3 个月到医院进行至少必要的访视和检查，以评价疗效、副作用等，必要时调整治疗方案。

4. 珠峰项目治疗效果如何?

珠峰项目的 4 年阶段性数据表明，核苷类似物经治的慢性乙肝患友经干扰素 PEG IFNα-2b 治疗 48 周后 HBsAg 清除率可达 33.2％。

（李小鹏）

第二节　口服抗病毒药的选择

一、现有抗病毒药的种类

1. 恩替卡韦（ETV）

恩替卡韦用于治疗病毒复制活跃、ALT持续升高或有肝脏组织学显示活动性病变的成人慢性乙肝患友，该药抗病毒作用高效、耐药发生率极低，安全性及耐受性较好。

优点：抗病毒作用高效，安全性及耐受性较好，耐药率极低（5年累计耐药率1.2%），可作为初治患友的首选药。

2. 富马酸替诺福韦二吡呋酯（TDF）

优点：该药抗病毒作用强，耐药出现率极低，安全性及耐受性良好，可用于妊娠妇女。

3. 富马酸丙酚替诺福韦片（TAF）

富马酸丙酚替诺福韦（TAF）是在富马酸替诺福韦二吡呋酯（TDF）的基础上开发和生产的新抗病毒药物。

优点：TAF药效快，抗病毒效果比TDF好，能显著降低转氨酶，其安全性高，造成肾损害和骨损伤的风险极低，耐药率极低。

4. 艾米替诺福韦片（TMF）

艾米替诺福韦片（TMF）是2021年上市的国产原研抗病毒新药，是新型第二代替诺福韦，也是首个中国原研口服抗乙型肝炎病毒药物。

优点：TMF拥有更高细胞膜穿透率，更易进入肝细胞，实现肝靶向治疗，抗病毒效果优于TDF，其副反应少，安全性高，造成肾损害和骨损伤的风险极低，安全性显著优于TDF。

5. 其他药物

替比夫定、拉米夫定、阿德福韦等。这三种药物的抗病毒效果相对较弱，而且长期服用后耐药风险较高，因此现在已经不作为一线药物推荐使用。

（1）替比夫定

优点：其作用强，e抗原血清学转换率高（22%），可用于妊娠妇女、有肾功能受损患友。

缺点：变异率较高，总体耐药率偏高，有肌酸激酶升高、发生肌炎、横纹肌溶解和乳酸酸中毒等副作用。因该药与干扰素合用可致周围神经病变，应禁止合用。

（2）拉米夫定

优点：上市时间最长，第一个被批准用于治疗慢性乙肝，可显著抑制乙肝病毒的复制，且严重不良反应少。

缺点：持久应答率低、病毒耐药率高。

（3）阿德福韦酯

该药抗病毒作用较弱，起效慢，但其与拉米夫定、恩替卡韦、替比夫定等药物之间均无交叉耐药，故对上述药物耐药或疗效不佳者可予补救。

优点：耐药变异率低，对拉米夫定耐药者仍有效。

缺点：抗病毒作用较弱，起效慢，有潜在的肾毒性，有导致低磷性骨病和骨质疏松等副作用。推荐剂量为每日1次，每次10mg，饭前或饭后口服均可。

目前，最新指南将ETV、TDF、TAF和TMF作为乙肝抗病毒治疗的一线口服抗病毒药物。

（邬小萍）

二、抗病毒治疗的适应证

许多慢性乙肝患友，会很忧虑自己是否需要抗病毒治疗。一方面，如果不进行抗病毒治疗，害怕爆发肝炎，甚至发展成肝硬化或肝癌；另一方面，进行抗病毒治疗又担心要长期服药以及药物的副作用。

对于血清 HBV-DNA 阳性成年患友，ALT 持续高于治疗阈值(男性 30U/L、女性 19U/L)，1 年内连续随访 3 次以上，每次至少间隔 3 个月，且排除其他原因所致者（其他肝炎病毒感染、酒精性肝病、代谢相关性脂肪性肝病、药物性肝损伤、自身免疫性肝病等)，建议抗病毒治疗。

此外，对于血清 HBV-DNA 阳性者成年患友，无论 ALT 水平高低，只要符合下列情况之一，建议抗病毒治疗。

① 有乙型肝炎肝硬化或原发性肝细胞癌（HCC）家族史。

② 年龄＞30 岁。

③ 无创指标或肝组织学检查，提示肝脏存在明显炎症（G≥2）或纤维化（F≥2）。同时，对于随访 1 年以上，HBV-DNA 和 ALT 模式难以确定的未经治疗的“不确定期”慢性乙肝患友，建议抗病毒治疗。

④ HBV 相关肝外表现，包括肾小球肾炎、血管炎等。

（葛善飞）

三、抗病毒治疗期间可能出现的状况

1. 低病毒血症

低病毒血症指接受 ETV、TDF、TAF 或 TMF 且依从性良好的 CHB 患者，治疗 48 周及以上，仍可检测到 HBV-DNA，但＜2000IU/mL。

（1）低病毒血症（LLV）对 CHB 患友有哪些影响？

① LLV 的持续存在可能使患友耐药风险增加或者影响患友的病毒学应答。

② LLV 的持续存在可能促进肝纤维化的发生和进展。

③ LLV 可能增加 CHB 患友肝癌发生风险和肝硬化失代偿。

（2）发生 LVV 后该怎么办？

① 提高用药依从性，如不漏服抗病毒药，不自己减少药物剂量，不自己改为隔天服药，不采取错误服药方法（如恩替卡韦未遵从餐前或餐后至少 2h 空腹服用，富马酸丙酚替诺福韦未与食物同时服用等），定期监测高灵敏度 HBV-DNA。

② 换用或联合另一种一线 NAs 药物。

③ 换用或者联合干扰素治疗。

最重要的是，发生低病毒血症后，需及时告知临床医生，医生将根据情况调整用药方案。

2. 耐药

核苷（酸）类似物耐药挽救治疗推荐见表 3。

表 3　核苷（酸）类似物耐药挽救治疗推荐

耐药种类	推荐药物
LAM 或替比夫定耐药	换用 TDF 或 TAF
ADV 耐药，之前未使用 LAM 或替比夫定	换用 ETV、TDF 或 TAF
ADV 耐药，且对 LAM 或替比夫定耐药	换用 TDF 或 TAF
ETV 耐药	换用 TDF 或 TAF
ETV 和 ADV 耐药	ETV 联合 TDF，或 ETV 联合 TAF，或换用 TDF 或 TAF

注：LAM，拉米夫定；ADV，阿德福韦酯；ETV，恩替卡韦；TDF，富马酸替诺福韦酯；TAF，富马酸丙酚替诺福韦。

（梁佳圆）

四、抗病毒药的常见副作用

1. 肾功能不全

（1）哪些药物容易发生肾损害呢？

在目前常用的抗病毒药物中，肾损害的潜在风险排序为：阿德福韦＞替诺福韦＞恩替卡韦＞丙酚替诺福韦＞艾米替诺福韦。这只是潜在风险，并不一定会出现肾脏损害。

由于有发生肾损害的潜在风险，因此患友应定期监测肾脏功能：①长期使用阿德福韦的患友，建议每3～6个月复查肾功能、血钙、血磷。②长期使用替诺福韦的患友，建议复查3～6个月肾功能、血钙、血磷。③长期使用恩替卡韦、丙酚替诺福韦的患友，建议3～6个月复查肾功能、血钙、血磷。

（2）发生肾损害后该怎么办？

由于抗病毒药物都有潜在肾损害的风险，所以在抗病毒治疗之前，不管选择了哪种抗病毒药都建议先查肾功能、尿常规、血钙、血磷。

抗病毒治疗期间，检查肾功能及尿常规，若出现尿蛋白（＋）或尿隐血（＋）或肌酐比正常值高20以内，需至肾内科就诊，必要时停药、换药。

此外，阿德福韦酯有明确的肾脏损害潜在风险，若使用阿德福韦酯后出现肾功能不全，建议换成ETV、TAF或TMF等药物。

2. 低磷血症

（1）什么是低磷血症？

正常成年人血清磷低于0.80mmol/L，即为低磷血症。

（2）抗病毒药物为什么会引起低磷血症？

乙肝抗病毒药物如阿德福韦酯、替诺福韦酯，长期服用会对肾脏肾小管产生损伤，影响磷的重吸收，导致磷排出增多，从而出现低磷血症。

（3）低磷血症有什么危害？

低磷血症若不行正规治疗，随着病情的进展，患者可出现肌无力、代谢性脑病、心力衰竭、心律失常、低磷性骨病、骨折，甚至出现呼吸困难、癫痫发作等威胁生命的严重情况。

（4）出现低磷血症时还应做哪些检查？

抗病毒过程中出现低磷血症时，需进一步完善电解质（包括血钙、血镁等）、甲状旁腺素、肾功能、尿常规、24 小时尿磷、尿微量白蛋白、尿 β_2 微球蛋白、骨密度、骨扫描等检查。

（5）低磷血症怎么治疗？

饮食：食用含磷较高的食物，如肉、奶、蛋、豆类及豆制品、坚果、谷物和干货等。

药物补磷：①灭菌注射用水 100mL＋注射用果糖二磷酸 10g（静脉滴注，1 次/天），补磷至 0.80mmol/L 为止，改为口服补磷；②浓维磷糖浆 10mL（口服，3 次/天）（对甘油磷酸钠过敏者、胃溃疡患者、严重肾功能不全患者、休克和失水患者禁用）。

（钟渊斌）

五、服用抗病毒药的常见问题

1. 吃了抗病毒药物后，达到什么条件可以停药？

① 初始 e 抗原（HBeAg）阳性的患友（即“大三阳”）停药条件：采用恩替卡韦（ETV）、富马酸替诺福韦二吡呋酯（TDF）、富马酸丙酚替诺福韦（TAF）或艾米替诺福韦（TMF）治疗 1 年，若 HBV-DNA 低于检测下限、谷丙转氨酶（ALT）复常和 HBeAg 血清学转换后，再巩固治疗至少 3 年（每隔 6 个月复查 1 次）仍保持不变，且表面抗原（HBsAg）＜200IU/mL，可尝试停药，但应严密

监测，延长疗程可减少复发。

② 初始 e 抗原（HBeAg）阴性的患友停药条件：采用恩替卡韦（ETV）、富马酸替诺福韦二吡呋酯（TDF）、富马酸丙酚替诺福韦（TAF）、艾米替诺福韦（TMF）抗病毒治疗，建议表面抗原（HBsAg）消失和/或出现抗-HBs，且 HBV-DNA 检测不到，巩固治疗 6 个月仍检测不到者，可停药随访。

③ 对于已经有肝硬化的患友，不建议停药。

当然，停药以后也得密切监测和随访，因为停药后存在复发风险。

2. 口服抗病毒药物的注意事项

① 不能自行停药。

② 不能连续漏服。如果每周漏服一次，效果降低 25%。每天坚持服药，或者 100 天内漏吃的次数保持在 5 次以内，且不能连续漏服。

③ 每天坚持服药。晚上吃药是最合适的时间点，每天固定在晚上吃，还有助于血药浓度的稳定，可起到很好的抑制病毒复制的效果。

3. 乙肝患友肝功能正常，需要一直吃药吗？

需要由医生根据患友的自身病情变化、病例特点等，给出相应的用药指导，而非肝功能正常就不用服药，主要有如下几种情况。

① 肝功能项目检查属正常范围，B 超亦显示肝胆脾未见异常，只是乙肝二对半为“大三阳”或“小三阳”，HBV-DNA 阳性或阴性，这称为乙肝病毒携带者，这种情况不一定需服药，更不宜盲目用药。

② 如果是“小三阳”，肝功能转氨酶正常，病毒有不同程度的复制，但是腹部 B 超提示肝脏光点回声有增粗、增强或者无创性检

查提示肝脏弹性值有升高时，仍然需要遵医嘱用药。

③ 如果是“大三阳”，肝功能转氨酶正常，但病毒载量高，自行服药后想停药，一定要在医生的密切指导、监测下停药。

4. 乙肝抗病毒药物嚼碎吃，还是整粒吞服？

建议整粒吞服。抗病毒药物每天需按时服用，不管是嚼碎还是整粒吞服都可以，对于一些昏迷的患者可以把药片捣碎兑水送服。但一旦嚼碎，药物与口腔、食管等消化道接触面积增加，各种消化酶、寄生菌等与药物可能会发生潜在的反应，降低药物的疗效，所以最好还是整粒吞服。

5. 抗病毒治疗后为什么需要定期复查？

慢性乙肝的规范化抗病毒治疗，可以有效减少乙肝病毒的耐药发生率，并有效降低肝硬化、肝癌及肝衰竭的发生率。抗病毒治疗治疗过程中，患友定期复查是为了监测抗病毒治疗的疗效、疾病的进展、用药依从性，以及耐药和副作用，为调整治疗方案提供可靠依据。

抗病毒治疗结束后，对停药患友进行密切随访的目的：评估抗病毒治疗的长期有效，监测疾病进展以及肝癌的发生。

因此，不论患友在抗病毒治疗过程中是否获得应答，在停药后前 3 个月内应每月监测 1 次肝脏生物化学指标、HBV 血清学标志物和 HBV-DNA 定量。之后每 3 个月监测一次，1 年后每 6 个月监测一次。无肝硬化的患友需每 6 个月行 1 次腹部超声检查、相关血液检查和甲胎蛋白检测等。肝硬化患友需每 3 个月监测 1 次上述相关检查，必要时做增强 CT 或者增强 MRI 以便及时发现肝癌。

6. 有哪些非药物性因素影响抗病毒疗效？

① 是否遵照医嘱用药：到医院进行检查以及遵照医生的嘱咐用药的也是非常重要的。但是，有一些患友不喜欢按照医生的嘱咐用药，他们在治疗过程或者服药过程中常常是三天打鱼，两天晒

网。这样不规律的治疗和服药非常容易影响药物的吸收，久而久之会让病毒诱发耐药性。

② 是否及时复查：与不喜欢用药的患友相似的是，一些人也没有树立起及时到医院检查的意识。这种意识非常重要，因为慢性乙肝不仅仅会对肝脏产生影响，还会对身体的其他器官造成影响。所以，只有经过检查之后才能及时发现身体存在的其他问题。

③ 生活习惯是否有所改善：在治疗期间改善自己的生活习惯是必要的一环。如果保持一些不良的饮食和作息习惯，必然会在治疗期间影响抗病毒药物的治疗效果。所以，健康饮食和准时的作息，在一定程度上可以辅助药物的吸收和促进治疗方案的正常进行。

7. 服用抗病毒药期间，早上尿色发黄，是服药引起的吗？

每天早晨尿色发黄，常见的原因是饮水偏少尿液浓缩引起，或者吃了含有黄色素多的食物。如果尿呈浓茶样，则需考虑是不是肝损伤胆红素升高引起的尿黄，可以进行肝功能检查，予以鉴别。

（侯　民）

第三节　干扰素的选择

一、干扰素的小知识

1. 什么是干扰素？

干扰素是一种免疫调节剂，通过增强免疫细胞功能和促进细胞因子的表达、诱导干扰素刺激基因（ISGs）的产生，并经干扰素信号通路编码多种抗病毒蛋白等环节，作用于 HBV 复制、转录等重要生物学过程，从而发挥免疫调节和抗病毒的双重作用。

2. 干扰素的种类

治疗乙肝的干扰素主要包括两类，一类是短效干扰素，即普通干扰素；一类是长效干扰素，又称为聚乙二醇干扰素，因为聚乙二醇属于惰性、易溶于水可以做成任意大小的物质。普通干扰素由于分子很小，很快会身体新陈代谢掉。而普通干扰素与聚乙二醇结合以后，分子就会变大，经过肾脏时析出时间减慢，就可以更长时间停留在体内。

3. 干扰素抗病毒的优点

干扰素具有免疫调节和抗病毒的双重作用。

干扰素通过免疫调节作用，调节人体免疫功能，可以使部分优势患友达到“临床治愈”，即完成有限疗程治疗后，血清 HBsAg 和 HBV-DNA 持续检测不到，HBeAg 阴转，肝脏炎症缓解和肝组织病理学改善，终末期肝病发生率显著降低。临床治愈后患友即可停用干扰素及口服药物，摘掉“乙肝”帽子。

其次，干扰素治疗可使原发性肝癌发生率大大降低，故对于存在肝癌家族史的患友，即便未能达到临床治愈，也可减低肝癌发生风险。

（李杨柳）

二、干扰素治疗的适应证及禁忌证

1. 什么样的人适合打干扰素?

使用干扰素治疗需要选择一些优势人群，建议以下人群可以考虑选择干扰素治疗。

① 已经使用口服抗病毒药物（如恩替卡韦、富马酸替诺福韦二吡呋酯、富马酸丙酚替诺福韦）治疗且取得良好效果的患友。具体表现为 HBV-DNA 检测不到、HBsAg 低于 1500IU/L、HBeAg

阴转的患友，强烈推荐。

② 年龄较小（<30 岁），且免疫活跃的初治患友，具体可表现为 ALT 高水平或波动、HBV-DNA<$2\times10^{6\sim8}$ IU/mL 或波动、HBsAg 定量相对较低（低于 25000IU/mL）。

③ 对于还没有进行抗病毒治疗的患友，如符合抗病毒治疗指征，且 HBV-DNA 较低、HBsAg 低于 1500IU/L、HBeAg 阴转的患友可考虑使用干扰素治疗。

④ 有肝癌家族史的患友，可考虑联合使用干扰素治疗进一步降低肝癌发生风险。

2. 什么样的患友不能打干扰素?

① 有绝对禁忌证：妊娠或短期内有妊娠计划、有精神病史（具有精神分裂症或严重抑郁症等病史）、未能控制的癫痫、失代偿期肝硬化、未控制的自身免疫病、严重感染、视网膜疾病、心力衰竭、慢性阻塞性肺病等基础疾病。

② 有相对禁忌证：如甲状腺疾病，既往抑郁症史，未控制的糖尿病、高血压、心脏病。

（李杨柳）

三、Peg-IFN-α 的不良反应及其处理

1. 流感样症候群

（1）发生机制

IFN-α 可引起白细胞介素-1（IL-1）、白细胞介素-6（IL-6）和肿瘤坏死因子 α（TNF-α）等一系列细胞因子的释放，从而引起流感样症状。

（2）临床表现

流感样症状包括发热、肌肉关节酸痛、头痛、乏力和食欲

下降等，发生风险可达22%～90%，但严重程度存在个体差异。初次注射干扰素后患友即可出现发热，体温可高可低，可伴有寒战。

（3）处理方法

不论应用途径及剂量大小，患友均可有发热，一般在第一次注射后2～6小时发生，体温可升至38～40℃，6～12小时达到高峰，但24小时内均能自然消退。

若发热体温不高，可不予处理。症状轻者多饮水，卧床休息；若发热较高或高热者，可给予物理降温或应用退热药。可在睡前注射干扰素-α或用药时服用非甾体抗炎药。

2. 骨髓抑制

（1）发生机制

其对血液系统的影响机制尚未完全明确，可能与干扰素直接对骨髓祖细胞增殖的直接抑制有关，也可能与粒细胞集落刺激因子、巨噬细胞粒细胞集落刺激因子分泌下降、患友本身基因多态性等有关。

（2）临床表现

骨髓抑制以中性粒细胞和血小板（PLT）下降最为明显。中性粒细胞减少最常见，发生率可达22.2%～27%，一般与干扰素剂量相关。血小板减少的发生率一般<5%。白细胞和血小板计数的降低，一般都在用药12周时达到最低水平，也可以持续整个用药疗程。

（3）处理方法

在治疗期间应监测血常规。

① 若中性粒细胞计数$\leqslant 0.75\times10^9$/L，和/或血小板计数$<50\times10^9$/L，应降低干扰素剂量。1～2周后复查，如恢复则增加至原量。

② 中性粒细胞计数$\leqslant 0.5\times10^9$/L，和/或血小板计数$<25\times10^9$/L，则应暂停使用干扰素。

对中性粒细胞计数明显降低者，可用粒细胞集落刺激因子（G-CSF）或粒细胞巨噬细胞集落刺激因子（GM-CSF）治疗。对血小板明显降低者，可使用升高血小板的药物。

3. 精神异常

（1）发生机制

与干扰素改变中枢肾上腺素、5-羟色胺、阿片样物质和神经内分泌因子分泌有关，可诱导患友发生或加重抑郁和其他精神神经系统的不良反应。

（2）临床表现

如抑郁、躁狂、失眠、意识模糊、幻觉、眩晕、共济失调、定向障碍、昏迷等，发生率可达13％～60％。

（3）处理方法

治疗前应询问患友的精神疾病史及家族史，若有此类病史，应进行评分。治疗过程中可进行心理疏导，观察其症状。出现不良反应时应及时停用干扰素，必要时至精神心理科进一步诊治。

4. 自身免疫病

（1）发生机制

IFN作为炎症浸润的触发器，可导致甲状腺素（T_4）和三碘甲状腺原氨酸（T_3）的释放，甲状腺机能亢进。当甲状腺球蛋白的储存完全耗尽时，就会引起甲状腺功能减退。

（2）临床表现

可发生甲状腺功能亢进、自身免疫性甲状腺功能减退、甲状腺炎，其他罕见疾病，如胰岛素依赖性糖尿病、系统性红斑狼疮、多发性肌炎、抗磷脂综合征等。

（3）处理方法

治疗过程中应监测自身免疫性相关指标，轻症患友可在干扰素治疗的同时给予相应的对症处理，甲状腺功能障碍患友可以采用甲状腺替代疗法进行治疗而不停止 IFN 治疗。

由于甲状腺功能亢进的周期一般较短，在出现严重症状时可考虑用 β 受体阻滞剂对症治疗。严重者应停药，必要时请相关科室医生协助诊治。

5. 皮肤黏膜病变

（1）发生机制

可能与 IFN-α 所致皮肤变态反应和自身免疫反应有关。

（2）临床表现

皮疹最为常见，常表现为非特异伴瘙痒的皮疹。其他表现有皮肤溃烂、注射部位红斑、口腔黏膜溃烂和口唇炎等。

（3）处理方法

①出现皮疹伴瘙痒时，避免食用易过敏或加重病情的食物，可予含糖皮质激素成分的乳膏涂抹、外用炉甘石洗剂、口服抗组胺类药物等；②若常规药物不能控制，无激素治疗禁忌证时可口服低剂量激素治疗；③药物不能控制时，应停止干扰素治疗，请皮肤病专科医师诊治。

6. 其他少见的不良反应

（1）视网膜病变

IFN 相关的视网膜病变是一种微循环疾病，表现为棉毛斑和视网膜内出血。大多数 IFN 相关的视网膜病变事件发生在治疗早期（治疗后 2～24 周），因此，建议在整个 IFN 治疗过程中监测患友的主观视力变化。

（2）间质性肺炎

（3）听力下降

（4）肾脏损伤

如间质性肾炎、肾病综合征、急性肾衰竭等，最常见表现为轻度蛋白尿，少有＞0.1 克/日，亦不伴有血浆蛋白的减少。通常无需特殊处理，嘱患友多饮水。

（5）心血管并发症

如心律失常、缺血性心脏病、心肌病等。

（6）消化不良、便秘

处理方法：轻者通常无需特殊处理，严重者应停止干扰素治疗。在 Peg-IFN-α 治疗过程中出现不良反应时，患友不要紧张，一般的不良反应都能较好地控制，严重不良反应少见。应当密切观察，积极随访，及早发现不良反应并处理。

（熊　英）

四、使用干扰素的常见问题

1. 乙肝打干扰素能转阴吗？

可以。干扰素的使用针对的是优势人群，即治疗中应管理想人群，最终可以实现临床治愈，也就是乙肝表面抗原的阴转或者是转换。

2. 儿童乙肝可不可以打干扰素？

目前，对于儿童乙肝的治疗，主要是以干扰素为基础的治疗方案。乙肝儿童患友是否适合干扰素治疗，与患友是否符合治疗标准有关。

1 岁及以上儿童可考虑选用普通干扰素，3 岁及以上儿童可选用 PEG-IFNα。对于 1～7 岁的 HBeAg 阳性或 HBeAg 阴性的 CHB 儿童，在获得监护人知情同意基础上，可采用干扰素 α/PEG-IFNα 或 NAs 单药治疗。对于 7 岁以上的 HBeAg 阳性或 HBeAg 阴性的 CHB 儿童，充分考虑利弊后，可起始干扰素 α/PEG-IFNα 联合 NAs 治疗。

（姜　娇）

3. 自我注射干扰素的操作步骤

① 消毒（包括笔头以及注射部位皮肤）：对注射部位用 75％乙

醇进行消毒，待酒精自然风干后方可注射（注意不能用碘酒或安尔碘消毒）。

② 注射部位的选择：腹部应以脐上 5cm 至脐下 5cm 为上下边界，左右为锁骨中线内外 5cm 范围（避开脐周 1～2cm），左右交替注射，2 次注射点间隔 2cm。每次注射必须更换位置，注射前选定部位需确定有无硬节，皮肤有无红肿、萎缩，有无疼痛感。应避开出现疼痛、皮肤凹陷、皮肤硬结、出血、瘀斑、感染的部位。

③ 注射部位的处理：经常和每次洗澡时观察所有注射部位是否有红肿、硬结，如果注射部位有红肿、硬结，必须暂时停止在该部位的注射，并局部热敷和贴生土豆片；为了保持注射部位没有硬结，可以在注射 24h 以后局部温热敷和贴生土豆片。

④ 注射方法：用示指、中指和拇指捏起皮肤，针头与皮肤呈 45°～90°，快速进针，缓慢将推杆推至注射器底部。注射完毕后停留 5～10 秒后顺着进针方向迅速拔出针头。

⑤ 按压注射部位：用干净的棉签按压注射部位 5～10 秒，不要挤压注射部位。

4. 注射干扰素的注意事项

① 避光保存于 2～8℃，从冰箱取出置于室温约 20 分钟并确保预充针中的液体为澄清液体。

② 选择大腿外侧或腹部，腹部应在脐周 5cm 以外。

③ 推出第一滴药液时一定要缓慢，避免药液浪费。

④ 针头与皮肤呈 45°～90°，快速进针，缓慢推动活塞。

⑤ 注射完后注射器应套上针套迅速丢入废弃注射器容器中。

⑥ 每周的同一时间注射，最好选择周末晚间，可增强对不良反应的耐受，且有利于持续治疗。

（刘　春）

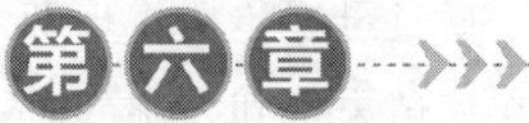

特殊人群抗病毒治疗的推荐意见

第一节　生育和哺乳期患友

一、女性乙肝患友的生育安全

1. 得了乙肝可以怀孕吗?

乙肝患友可以怀孕，但是要关注身体的具体情况。

母婴传播是乙肝病毒传播的一种主要方式。但是，“母婴阻断”在很大程度上可以阻止乙肝病毒从母体传播给胎儿。因此，准妈妈即使感染了乙肝病毒，仍是可以怀孕的。

只是需要注意的是，孕前需查肝功能、血清 HBV-DNA、肝脏 B 超，以确定是否适合受孕，如有症状或异常需及时对症处理后再考虑怀孕。

2. 乙肝妈妈可以生出健康的宝宝吗?

乙肝妈妈是可以生出健康宝宝的。

乙肝母婴传播的几率与病情的严重程度及母体的乙肝病毒载量（HBV-DNA）有关，并不是说所有的乙肝都会传染给宝宝。孕妇血清 HBV-DNA 高水平是导致母婴传播最重要的风险因素。一般来说，病毒载量越高，母婴传播的机会就越大。比如，乙肝大三阳妈妈相对于乙肝小三阳妈妈来说，传染性更大，通过母婴传播将病毒传染给宝宝的几率也就更高一些；乙肝妈妈在病情未得到控制的时候怀孕，传染给下一代几率也较大。

有研究证明，HBV-DNA≤2×10^5IU/mL 的孕妇所生的新生儿经及时、正规的免疫预防后，几乎不发生母婴传播。

3. 怀孕期间可不可以知道宝宝是否感染乙肝?

不可以，只有待胎儿分娩后通过检查化验才能确诊。

有数据表明，新生儿出生 24 小时内静脉血、脐带血 HBsAg 或 HBV-DNA 阳性率显著高于 6 月龄、7 月龄或 12 月龄时静脉血检测结果，但这并不能说明发生了母婴传播，可能是母血污染导致的假阳性，或生产时胎盘剥离造成新生儿体内短暂病毒血症。因此，建议在完成免疫计划后（3 剂乙肝疫苗）再随访确定是否发生了母婴传播。

4. 乙肝妈妈出现哪些情况应避免怀孕呢?

当乙肝妈妈出现以下这些情况时，会增加妊娠的风险，并且有很大可能造成不良妊娠结果，应避免怀孕。

① 急慢性乙肝患友肝功能显著异常者。

② 肝硬化患友。

③ 伴有严重的肝外系统表现，如肾病、再生障碍性贫血等。

④ 曾有过怀孕史，但因肝脏不能承受而终止妊娠者。

（熊万银）

5. 乙肝患友孕期能不能抗病毒治疗?

可以，但需要选择正确的药物。

目前我国批准的抗 HBV 药物中，替比夫定和替诺福韦酯属于妊娠 B 级药物，妊娠期安全级别高。干扰素、恩替卡韦、阿德福韦酯属于妊娠C级药物，有致畸和流产的风险。

慢性乙型肝炎防治指南（2022年版）建议：

① 抗病毒治疗期间意外妊娠的患友，若正在服用替诺福韦二吡呋酯（TDF）或富马酸丙酚替诺福韦（TAF），建议继续妊娠；②若正在服用恩替卡韦（ETV），可不终止妊娠，建议更换为TDF或TAF继续治疗。

② 若正在接受重组人干扰素和聚乙二醇干扰素α（IFN-α）治疗，建议向孕妇和家属充分告知风险，由其决定是否继续妊娠，若决定继续妊娠则要换用TDF或TAF治疗。

（宗玲玲）

6. 乙肝孕妇为保证胎儿的安全，该如何用药？

乙肝病毒母婴传播是导致慢性乙肝感染的主要原因之一，占到35%～50%。

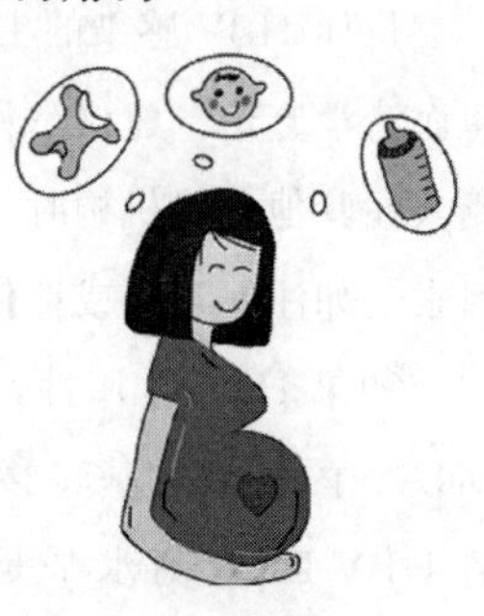

鉴于胎儿在母体内对药物的敏感性，以及母体本身生理环境的特殊性，妊娠期用药除了需要考虑药物疗效，还需要考虑对胎儿的影响。那么，该如何用药保证胎儿的安全呢？

（1）什么情况下孕妇需要使用抗病毒药物？

绝大部分HBsAg阳性孕妇肝功能异常程度较轻，经休息等保守治疗后能好转或完全恢复。如保守治疗后肝功能异常继续加重，或出现明显临床表现，应考虑使用抗病毒治疗。

（2）抗病毒药物什么时候开始服用？

在充分沟通并知情同意的基础上，可从妊娠24～28周开始服用抗病毒药物。

（3）可以选用哪种抗病毒药物？

高HBV病毒载量孕妇，使用核苷酸类似物（NAs）具有很好的疗效和安全性。TAF、TDF、替比夫定（LDT）和拉米夫定（LAM）任何1种均能有效降低孕妇的病毒水平，无需联合用药。因TDF不易产生耐药，建议首选。

孕妇有肾损害或骨质疏松时，可选用TAF、LDT或LAM。LDT可改善肾小球滤过率（eGFR），但总体耐药率仍偏高。

TAF、TDF妊娠期使用的安全性和有效性证据越来越多。我国“乙型肝炎病毒母婴传播预防临床指南”推荐上述药物，作为妊娠期使用的抗HBV药物。

（郭桂芳）

7. 乙肝孕妇如何做好产检？

母体HBV感染的主要筛查方法是乙型肝炎表面抗原（HBsAg）的血清学鉴定。建议孕妇在第一次产前检查时检测HBsAg。在入院或入住其他分娩机构时，对于HBsAg状态不明或有HBV感染危险因素（如注射毒品或性传播感染）的女性，应再次检测HBsAg。

如果HBsAg阳性，应进行乙型肝炎e抗原（HBeAg）、HBV-DNA、丙氨酸氨基转移酶（ALT）和影像学检查的动态监测。血清HBV-DNA高水平是母婴传播的高危因素，妊娠中后期如果HBV-DNA定量$>2\times10^5$IU/mL，建议在与患友充分沟通，在其知情同意的基础上，于妊娠第24～28周开始抗病毒治疗，应用TAF、TDF或LDT。

免疫耐受期口服NAs的孕妇，可于产后即刻或服用1～3个月后停药，同时应加强产后监测。可于产后4～6周时复查肝脏生物化学指标及HBV-DNA，如肝脏生物化学指标正常，则每3个月复查1次至产后6个月，如果乙型肝炎活动，建议抗病毒治疗。

（张　驰）

二、男性乙肝患友的生育安全

1. 乙肝爸爸抗病毒治疗还可以要孩子吗?

可以。2022年版《慢性乙型肝炎防治指南》中，在男性患友抗病毒治疗相关生育问题指出：①应用重组人干扰素和聚乙二醇干扰素α（IFNα）治疗的男性患友，应在停药后6个月方可考虑生育；②应用核苷类（NAs）药物抗乙肝病毒治疗的男性患友，目前尚无证据表明NAs治疗对精子的不良影响，可与患友充分沟通的前提下考虑生育。

2. 乙肝爸爸备孕要怎么做?

父婴垂直传播的几率其实很小，只要妈妈有足量的乙肝抗体，就可以大大降低父婴传播的风险。如果妈妈乙肝抗体较弱或呈阴性，可以通过接种乙肝疫苗来增强自身抗体。

准爸爸每半年复查一次乙肝两对半，乙肝DNA以及肝功能，看病毒有无复制，及肝功能是否有损害。戒烟戒酒，不熬夜；保持心情愉悦，规律性爱；饮食方面，少糖低脂，多吃蔬菜水果，就可以正常备孕了。

（宗玲玲）

三、乙肝妈妈可以母乳喂养吗

如果母亲未服用抗病毒药物，新生儿接受规范的联合免疫后，鼓励母乳喂养。如母乳喂养期间出现乙型肝炎活动，则和一般CHB患友一样抗病毒治疗，同时停止母乳喂养。而为预防母婴传播而服用抗病毒药物者，分娩后停药，停药后即可母乳喂养。

若母亲正在服用抗病毒药物：使用的是TDF或TAF，则可以进行母乳喂养。使用的是其他抗病毒药物，则禁忌母乳喂养。

（侯　民）

第二节　儿童患友

一、哪些乙肝病毒感染儿童需要治疗

对于 HBeAg 阳性和 HBeAg 阴性的 CHB 儿童，无论年龄大小，均应抗病毒治疗。

对于 HBeAg 阳性的慢性 HBV 感染儿童，若年龄为 1～7 岁，应积极抗病毒治疗。对于 7 岁以上的儿童，建议进行肝组织学检查，评估是否需要抗病毒治疗。

对于 HBeAg 阴性、1～7 岁的 HBV 感染儿童，可考虑抗病毒治疗，以达到临床治愈。

二、如何判断患儿处于进展期或者肝硬化

最主要的检查是肝功能和上腹部 B 超检查，肝纤维化扫描（肝硬度检查）对于进展期肝纤维化和肝硬化的诊断也有很大帮助。如果患儿谷丙转氨酶（ALT）水平高于 2 倍正常上限时间超过 3 个月，提示肝病处于进展期，需要进行抗病毒治疗。

三、儿童慢性乙肝治疗抗病毒药物如何选择

目前美国 FDA 批准用于治疗儿童乙肝的抗病毒药物见表 4。

对于口服抗病毒药物，剂量要根据患儿年龄及体重进行调整（表 5）。临床研究证明，这些药物并不影响青少年儿童的生长发育。但因为口服抗病毒药物需要长期服用，涉及依从性、安全性以及耐药性的问题，所以临床实际工作中也存在一定的争议。

表 4　儿童乙型肝炎病毒感染者抗病毒药物推荐

药物名称	用药年龄	用法和用量
IFN α	≥1 岁	按体表面积每次 300 万～600 万 U/m^2，最大剂量不超过 1000 万 U/m^2，隔日 1 次
PEG-IFN α	≥3 岁	每周 1 次，按体表面积给药
		0.51～0.53m^2，45μg/周
		0.54～0.74m^2，65μg/周
		0.75～1.08m^2，90μg/周
		1.09～1.51m^2，135μg/周
		＞1.51m^2，180μg/周
LAM	≥0 岁	＜2 岁，4mg/(kg·d)；≥2 岁，3mg/(kg·d)；最大剂量为 100mg/d，每日 1 次
ETV	≥2 岁	10～30kg 按体重给药 0.015mg/(kg·d)；＞30kg，0.5mg/d
TDF	≥2 岁	10～35kg 按体重给药 8mg/(kg·d)；＞35kg，300mg/d
TAF	≥6 岁	25mg/d(体重≥25kg)

表 5　儿童使用核苷（酸）类药的推荐剂量

药物	体重(kg)	剂量(mg/d)
ETV(年龄≥2 岁，且体重≥10kg；体重＞30kg，按成人剂量)	10～11	0.15
	＞11～14	0.2
	＞14～17	0.25
	＞17～20	0.3
	＞20～23	0.35
	＞23～26	0.4
	＞26～30	0.45
	＞30	0.5
TDF(年龄≥2 岁，且体重≥17kg，可口服片剂者)	17～＜22	150
	22～＜28	200
	28～＜35	250
	≥35	300

续表

药物	体重(kg)	剂量(mg/d)
TDF(年龄≥2岁,且体重≥10kg,不能口服片剂者,可使用粉剂,提供专用小勺,40mg/勺)	10～<12	80(2勺)
	12～<14	100(2.5勺)
	14～<17	120(3勺)
	17～<19	140(3.5勺)
	19～<22	160(4勺)
	22～<24	180(4.5勺)
	24～<27	200(5勺)
	27～<29	220(5.5勺)
	29～<32	240(6.0勺)
	32～<34	260(6.5勺)
	34～<35	280(7.0勺)
	≥35	300(7.5勺)
TAF(年龄≥12岁)	≥35	25

（黄　芳）

第三节　应用化学治疗和免疫抑制剂治疗的患友

一、化学治疗和免疫抑制剂治疗对慢性 HBV 感染患友可能会有哪些影响

慢性 HBV 感染者接受肿瘤化学治疗或免疫抑制剂治疗，有可能导致 HBV 再激活，重者可导致肝衰竭甚至死亡。有 20%～50%的 HBsAg 阳性、抗-HBc 阳性肿瘤患友，8%～18%的 HBsAg 阴性、抗-HBc 阳性肿瘤患友，在抗肿瘤治疗后发生 HBV 再激活。

二、什么叫 HBV 再激活

再激活是指由于免疫状态的改变，HBV 从“潜伏感染”状态进入活跃复制状态。也可以理解为，HBV 从低水平复制变为高水平复制。

2021 年亚太肝脏研究协会将 HBV 再激活定义为：

（1）慢性 HBV 感染恶化（HBsAg 阳性）情况

① HBV-DNA 水平较基线水平增加≥2log。

② 基线未检测到 HBV-DNA 的情况下，出现 HBV-DNA＞100IU/mL。

（2）化学治疗和免疫抑制剂治疗后，既往 HBV 感染的患友（HBsAg 阴性，抗-HBc 阳性）出现 HBV 再激活的情况

① 乙肝表面抗原（HBsAg）阴性者转变为阳性。

② 在 HBsAg 阴性且 HBV-DNA 低于检测下限的患友中，再次检测到 HBV-DNA。

三、应用化学治疗和免疫抑制剂治疗的患友应该注意什么

所有接受化学治疗或免疫抑制剂治疗的患友，起始治疗前应常规筛查 HBsAg、抗-HBc。

（1）HBsAg 阳性患友，应尽早在开始使用免疫抑制剂及化学治疗药物之前（通常为 1 周），或最迟与之同时应用 NAs 抗病毒治疗。

（2）HBsAg 阴性、抗-HBc 阳性患友

① 若 HBV-DNA 阳性，也需要进行预防性抗病毒治疗。

② 若 HBV-DNA 阴性，可每 1～3 个月监测 ALT 水平、HBV-DNA 和 HBsAg，一旦 HBV-DNA 或 HBsAg 转为阳性，应立即启动抗病毒治疗。

（3）应用化学治疗和免疫抑制剂的 CHB 或肝硬化患友，NAs

抗病毒的疗程、随访监测和停药原则与普通CHB或肝硬化患友相同。

(4) 处于免疫耐受和免疫控制状态的慢性HBV感染患友，或HBsAg阴性、抗HBc阳性、需要采用NAs预防治疗的患友，在化学治疗和免疫抑制剂治疗结束后，应继续ETV、TDF或TAF治疗6～12个月。

(5) 若使用B细胞单克隆抗体或进行造血干细胞移植，HBV再激活风险高，建议预防性使用抗病毒药物治疗。

(6) 对于应用B细胞单克隆抗体或进行造血干细胞移植的患友，在免疫抑制治疗结束至少18个月后方可考虑停用NAs。NAs停用后可能会出现HBV复发，甚至病情恶化，应随访12个月，其间每1～3个月监测HBV-DNA。

(程　娜)

第四节　肾功能损伤的患友

一、哪些患友可能存在肾损伤风险

肾脏损伤高危风险包括以下1个或多个因素：①失代偿期肝硬化；②eGFR＜60mL/min；③控制不良的高血压；④蛋白尿；⑤未控制的糖尿病；⑥活动性肾小球肾炎；⑦伴随使用肾毒性药物或接受实体器官移植等。

当存在肾脏损伤高危风险时，应用任何NAs抗病毒过程中均需监测肾功能变化。

若应用ADV或TDF治疗，无论患友是否存在肾脏损伤高危风险，均需定期监测血清肌酐、血磷水平。

二、对于已经存在肾功能损伤的患友应该选用什么抗病毒药

慢性肾脏病患友、肾功能不全或接受肾脏替代治疗的患友，推荐 ETV、TMF 或 TAF 作为一线抗 HBV 治疗药物，或可根据患友情况选用 LdT 进行抗病毒治疗，不建议应用 ADV 或 TDF。

目前上市的 NAs 抗病毒药物中，TAF 在不合并 HIV 感染的患友 eGFR≥15mL/min 时不需调整剂量，其他 NAs 抗病毒药物在 eGFR＜50mL/min 时则需调整给药剂量，具体剂量调整方案可参考相关药品说明书。

对于 HBsAg 阳性的肾移植患友，可选用 ETV 或 TAF 作为预防或治疗药物。由于存在增加排斥反应的风险，肾移植患友应避免使用普通干扰素-α 或 Peg-IFN-α 治疗。

HBV 相关肾小球肾炎可应用 NAs 抗病毒治疗，推荐使用 ETV、TMF 或 TAF。

已应用 ADV 或 TDF 抗病毒治疗的患友，当发生肾脏或骨骼疾病或存在其他高危风险时，建议改用 ETV 或 TAF。

（王　亮）

第五节　HBV 和 HCV 合并感染的患友

一、为什么要重视 HBV 和 HCV 合并感染患友

与单独感染不同，在合并感染时，一般而言 HCV 对 HBV 有一定抑制作用，可能与非直接的免疫机制有关。因此，在通过治疗去除 HCV 的同时，也就解除了 HCV 对 HBV 的抑制，这可能会导致患友发生肝炎。这在过去 IFN 治疗时代，可能问题不大，因为

IFN能同时抑制HCV和HBV。但在DAA直接抗病毒药物时代，这些靶向药物仅对HCV有效，对HBV没有抑制作用。所以必须关注并解决HBV/HCV共感染，DAA治疗时HBV复发的问题。

二、HBV和HCV合并感染患友该怎么处理

所有HBsAg阳性者都应筛查抗-HCV抗体，如为阳性，则需进一步检测HCV-RNA定量。HCV-RNA定量阳性者均需应用直接DAA治疗。此类患友有发生HBV再激活的风险，因此在应用抗HCV治疗期间和治疗后3个月内，建议联合ETV、TDF或TAF抗病毒治疗并密切监测。

HBsAg阴性、抗-HBc阳性者应用DAA治疗丙型肝炎过程中也有HBV再激活的风险，建议每月监测血清HBV-DNA定量和HBsAg，若出现阳转，建议应用抗病毒治疗。

（李　明）

第六节　HBV和HIV合并感染的患友

一、HBV和HIV的特性如何

HBV是一种DNA病毒，研究表明HBV引起的免疫应答是肝细胞损伤及炎症发生的主要机制，而炎症反复存在是乙肝患友进展为肝硬化甚至肝癌的重要因素。

HIV是一种RNA病毒。HIV能攻击人体免疫系统，把人体免疫系统中最重要的T淋巴细胞作为主要攻击目标，大量破坏该细胞，使人体丧失免疫功能。一旦侵入机体细胞，病毒将会和细胞整合在一起终生难以消除，最终导致人体免疫功能缺陷，引发各种机会性感染，并可发生恶性肿瘤。

二、HBV 和 HIV 如何共同作用

HBV 和 HIV 有共同的传播形式：血液传播、性传播、母婴传播。HBV 主要经血液传播，HIV 主要经性传播。因感染途径相同，HBV 感染可由 HIV 感染途径所致，而 HIV 感染患友（约 90%）也可经相似的感染途径感染 HBV。

在临床中，HBV 和 HIV 是较为常见的合并感染，我国 HBV 合并 HIV 感染已经是高发趋势，在 HIV 感染者中，HBV 的感染人数逐年增加，并且 HBV 感染也已经成为 HIV 感染者主要的并发症以及死亡的主要原因之一。

HBV 虽然大多数是嗜肝性病毒，但也可以感染淋巴细胞，因此在 HBV/HIV 感染者中 HBV 和 HIV 可以共同攻击机体的淋巴细胞，使患友的免疫系统进一步遭受到破坏，加重患友感染其他机会性感染的风险。HBV 合并 HIV 感染，会互相加速疾病的进展，严重危害患友的生命安全。

三、乙肝和艾滋病如何有效治疗

不论 $CD4^+$ T 淋巴细胞水平如何，只要无抗 HIV 暂缓治疗的指征，均建议尽早启动抗反转录病毒治疗（ART）。

HIV 和 HBV 合并感染者应同时治疗 2 种病毒感染，包括 2 种抗 HBV 活性的药物，ART 方案 NAs 选择推荐 TDF 或 TAF＋LAM 或依曲西他滨（emtricitabine，FTC）（其中 TDF＋FTC 及 TAF＋FTC 有合剂剂型）。治疗过程中需对 HBV 相关指标，如 HBV-DNA、肝脏生物化学指标、肝脏影像学指标等进行监测。

对于 HIV 和 HBV 合并感染者，不建议选择仅含有 1 种对 HBV 有活性的 NAs（如 TDF、LAM、ETV、LDT、ADV）的方案治疗乙型肝炎，以避免诱导 HIV 对 NAs 耐药性的产生。

需要注意的特殊患友：

（1）肾功能不全患友：①如肌酐清除率＜60mL/(min・1.73m² 体表面积)，不能选择 TDF 或调整 TDF 剂量。②肌酐清除率＜50mL/(min・1.73m² 体表面积）而＞30mL/(min・1.73m² 体表面积)，可考虑选择包含 TAF＋FTC（或 LAM）的方案。TAF 尚未被批准应用于 eGFR＜30mL/(min・1.73m² 体表面积）患友。③不能使用 TDF/TAF 时，在 ART 方案的基础上应加用 ETV。

（2）妊娠期妇女：如 HIV 和 HBV 合并感染者为妊娠期妇女，建议使用包含 LAM（或 FTC）＋TDF 在内的用药方案。

（黄建生）

第七节　HBV 相关肝衰竭的患友

一、什么是肝衰竭

肝衰竭是由于种种原因引发的肝脏损害，导致合成、解毒、代谢、分泌等生物转化等功能出现严重的障碍或失代偿，出现以黄疸、肝性脑病、肝肾综合征、腹水等为主要表现的一组临床症候群。

目前来说，在我国引起肝衰竭的主要病因是肝炎病毒（尤其是乙肝病毒)。

二、HBV 相关肝衰竭患友该怎么治疗

HBV 相关急性、亚急性、慢加急性和慢性肝衰竭患友的病死率高，若 HBsAg 阳性，建议应用抗病毒治疗。

抗 HBV 治疗可改善 HBV 相关慢加急性肝衰竭的长期预后。早期快速降低 HBV-DNA 定量水平是治疗的关键，HBV-DNA 定量水平在 2～4 周内能下降 2lgIU/mL，患友生存率可提高。

抗病毒药物应选择快速、强效、低耐药的 NAs（ETV、TDF、

TMF 或 TAF)。肝衰竭患友恢复后，抗病毒治疗应长期坚持。

（张伦理）

第八节　HBV 相关肝细胞癌的患友

一、抗病毒治疗对 HBV 相关性 HCC 预后有什么影响

高载量乙肝病毒脱氧核糖核酸（HBV-DNA)，是 HCC 患友总生存率和无复发生存率降低的预测因素，而抗病毒治疗可显著改善患友的预后。

抗病毒治疗可明显降低 HCC 术后复发率尤其是晚期复发率，明显提高 HCC 术后生存率。HBV 相关性 HCC 患友应用 NAs 可降低患友病死率。

二、HBV 相关 HCC 抗病毒具体方案

HBV 相关性 HCC 患友只要 HBsAg 阳性，无论 HBV-DNA 是否可检测出，在 HCC 综合治疗方案基础上，均应给予一线 NAs 抗病毒治疗。无 PEG-IFN 应用禁忌证的患友，术后可应用 PEG-IFN 联合 NAs 治疗。

① 接受 TACE、放射治疗或全身化疗者：肝功能、肝硬化程度较轻的患友，进行 TACE 治疗的同时应积极抗病毒治疗。肝功能、肝硬化程度较重的患者，应根据患者肝功能状态、肿瘤负荷程度给予改善肝功能、抗病毒治疗 1～2 周再行 TACE 治疗。

② 接受手术或消融治疗者：只要 HBsAg 阳性，应给予一线 NAs 抗病毒治疗。

（钟渊斌）

第九节　肝移植的患友

患友因 HBV 相关疾病（包括肝衰竭、HCC）进行肝移植时，应合理选用抗 HBV 方案，减少移植肝再感染 HBV 的风险。

其具体方案主要取决于再感染的主要风险因素，即移植前的 HBV-DNA 定量水平。

① 移植前 HBV-DNA 定量阴性，则意味着再感染风险低，可在术前尽早使用强效低耐药的 NAs，即 ETV、TDF 或 TAF，预防 HBV 再激活，术后无需加用乙肝免疫球蛋白（HBIG）。

② 移植前 HBV-DNA 阳性，则意味着再感染风险高。术前尽早使用强效低耐药的 NAs 以降低 HBV-DNA 水平。术后除了长期应用 NAs，还应联合应用低剂量 HBIG 持续 0.5～1.0 年，此后再继续单用 NAs。

近年来，有研究发现在应用 ETV 治疗的患友中缩短 HBIG 疗程仍然有效。如果患友已经应用了其他 NAs 药物，需密切监测 HBV-DNA，警惕耐药，及时调整方案。此外也有肝移植术后接种乙型肝炎疫苗预防复发的报道，但其临床应用尚有争议。

（熊　英）

第三篇

其他常见肝胆病

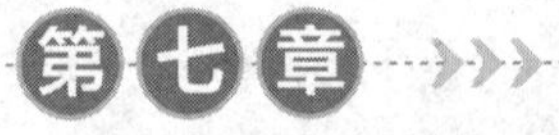

第七章 酒精性肝病

第一节　什么是酒精性肝病

酒精性肝病是我国常见的肝胆疾病之一，我国饮酒人群比例和酒精性肝病患病率呈现上升趋势，酒精性肝病进一步发展成肝硬化和肝衰竭的比例也不断增加，酒精已成为我国继病毒性肝炎后导致肝损伤的又一大病因。

一、酒精性肝病的定义

酒精性肝病是长期大量饮酒导致的肝脏疾病，初期通常表现为单纯性脂肪肝，进而可发展成酒精性肝炎、肝纤维化和肝硬化。严重酗酒时可诱发广泛肝细胞坏死，甚至肝功能衰竭。男性乙醇摄入量≥40g/d或女性乙醇摄入量≥20g/d且超过5年，需要考虑酒精性肝病的可能。

患友可有或无以下临床表现：右上腹胀痛、食欲不振、乏力、体质量减轻、黄疸等神经精神症状、蜘蛛痣、肝掌等。

患友血生化可出现提示天冬氨酸氨基转移酶、丙氨酸氨基转移酶、γ-谷氨酰转移酶、总胆红素等肝功能指标升高，并且禁酒后这些指标可明显下降。

二、什么样的人容易患有酒精性肝病

酒精性肝损伤及酒精性肝病的影响因素较多，包括饮酒量、饮酒年限、乙醇（酒精）饮料品种、饮酒方式、性别、种族、肥胖、肝炎病毒感染、遗传因素、营养状况等。

以下是诱发酒精性肝病的危险因素。

① 女性比男性对酒精所致的肝损伤更为敏感，更容易患病。

② 饮酒量大，饮酒年限长更易患病。

③ 空腹饮酒较伴有进餐的饮酒方式更易造成肝损伤。

④ 相比偶尔饮酒和酗酒，每日饮酒更易引起严重的酒精性肝损伤。

⑤ 肥胖是重度饮酒者中引起肝硬化最重要的独立危险因素。

⑥ 酗酒合并慢性肝炎病毒感染者肝损伤的速度会加快，会增加酒精性肝硬化的死亡率。

当然酒精性肝病并非发生于所有的饮酒者，酒精性肝病的易感性存在个体差异。

三、基因多态性对乙醇代谢的影响

基因多态性对乙醇代谢的影响见表6。

表6 基因多态性对乙醇代谢的影响

基因多态性	表现	影响
弱乙醇脱氢酶	一杯倒	这类人群往往是乙醇在体内快速蓄积，难以耐受
弱乙醇脱氢酶 弱乙醛脱氢酶	喝酒脸红	这类人群具有较强的乙醇脱氢酶，能快速将乙醇代谢为乙醛。但这类人群的乙醛脱氢酶相对较弱，从而造成了乙醛的大量蓄积，而乙醛有让毛细血管扩张的作用

续表

基因多态性	表现	影响
正常乙醇脱氢酶 强乙醛脱氢酶	嗜酒	嗜酒需要两个条件：第一，是要让乙醇慢慢代谢，才能享受乙醇带来的兴奋感和快感；第二，是要快速代谢乙醛，让乙醛快速代谢为乙酸，排出体外 这类人群往往容易饮酒过量，占据了酒精性肝病患者的大部分
强乙醇脱氢酶 强乙醛脱氢酶	千杯不倒	这类人群有一个共同的特点，就是喝酒不脸红，而且不停出汗。因为这类人群有较强的乙醇脱氢酶，可以快速将乙醇代谢为乙醛。同时，又有较强的乙醛脱氢酶，将乙醛快速代谢为乙酸，进而代谢为水和二氧化碳，不至于使乙醛蓄积

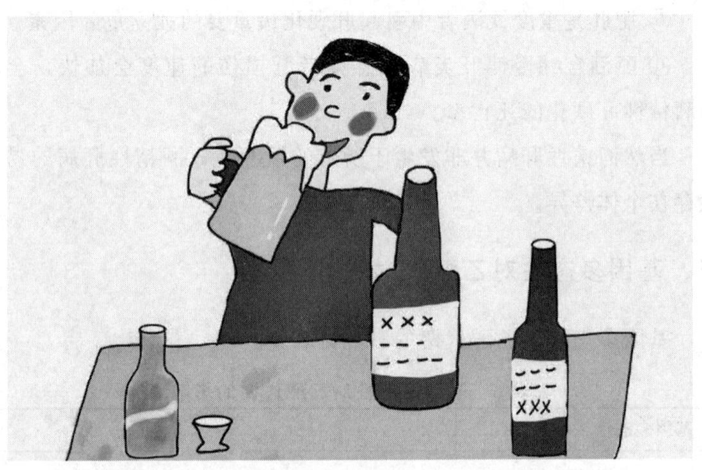

四、酒精性肝病的并发症有哪些

酒精性肝硬化的并发症有门静脉高压、食管胃底静脉曲张、自发性细菌性腹膜炎、肝性脑病、肝细胞癌等。

第二节 酒精戒断综合征

一、什么是酒精戒断综合征

酒精戒断综合征是指长期大量摄取酒精而突然断酒后出现的谵妄、幻觉、四肢抖动等一系列神经精神症状。酒精戒断综合征可分为早期综合征和后期综合征。

① 早期综合征：早期综合征可能有震颤、精神运动亢进、幻觉、意识障碍及自律神经功能亢进。

② 后期综合征：后期综合征可出现谵妄状态。

戒断症状可以作为酒精戒断综合征的客观评价尺度，包括自律神经障碍、情感障碍、轻度意识障碍、知觉障碍等4大症状，各种症状各期之间均有潜伏期，并呈阶梯状出现。

二、酒精戒断综合征有什么临床表现

（1）身体性停酒症状

身体性停酒症状是指突然戒断酒精而引起的身体症状反跳现象，如头痛、心悸、喘息。

（2）精神性停酒症状

① 震颤谵妄：一般在停止饮酒48～96h后出现，酒精依赖症常伴有特征性的全身粗大肢体震颤。

② 停酒后情感障碍（迁延或戒断症状）：戒断症状平息后患友会变得烦躁不安，并且变得很敏感，言语稍有不当就可能引起患友的攻击。或者行为突然变得冲动，对周围事物完全麻木不仁。

③ 人格障碍（人格的歪曲）：停酒后情感障碍期间能观察到患友以自我为中心、冲动、攻击性、被害妄想、多言、罪恶妄想、疑病妄想、自暴自弃、悲观厌世等歪曲的人格表现。

④ 酒精性脑障碍：酒精性脑障碍分为功能性障碍和器质性障碍两类。停酒前的意识障碍会有不同程度的反复，甚至持续存在，停酒后的临床经过是从意识障碍到意识恢复的过程，一般认为包括意识模糊和中间综合征。

第三节　酒精性肝病的治疗与管理

一、酒精性肝病的治疗

① 戒酒：完全戒酒是酒精性肝病最主要和最基本的治疗。

② 营养支持：应在戒酒的基础上提供高蛋白、低脂饮食，并注意补充维生素 B、维生素 C、维生素 K 及叶酸。

③ 对于轻症酒精性肝病及酒精性脂肪肝的药物治疗：可给予水飞蓟素类、多烯磷脂酰胆碱和还原型谷胱甘肽、双环醇等保肝、抗炎药物，改善肝脏生物化学指标。但不宜同时应用多种抗炎保肝药物，以免加重肝脏负担及因药物相互作用而引起不良反应（具体需采取个性化治疗）。

④ 严重酒精性肝硬化患友可考虑肝移植。

二、酒精性肝病的管理

酒精性肝病重在预防，及早戒酒，早期诊断，早期治疗。

第四节　酒精使用障碍量表测试

酒精使用障碍量表测试是筛查危险饮酒和酒精依赖的“金标准”（表 7）。

表 7 酒精使用障碍量表测试

问题	评分(分)				
	0	1	2	3	4
1. 你喝酒的次数是多少?	从不	约 1 次/月	2～4 次/月	2～3 次/周	>4 次/周
2. 在喝酒的那一天中所饮的酒量是多少“杯”?	1 或 2	3 或 4	5 或 6	7～9	>10
3. 每次喝 6“杯”以上的次数为多少?	从不	<1 次/月	1 次/月	几乎 1 次/周	1 次/天或几乎 1 次/天
4. 是否一开始喝酒就无法立即中断?这种情况在最近 1 年中有几次?	从不	<1 次/月	1 次/月	几乎 1 次/周	1 次/天或几乎 1 次/天
5. 你有没有因为喝酒而耽误要做的事情?这种情况在最近 1 年中有几次?	从不	<1 次/月	1 次/月	几乎 1 次/周	1 次/天或几乎 1 次/天
6. 在一次大量饮酒后,你是否需要在次日早上喝一些酒才能正常生活?这种情况在最近 1 年中有几次?	从不	<1 次/月	1 次/月	几乎 1 次/周	1 次/天或几乎 1 次/天
7. 你会不会在饮酒之后感到内疚或后悔?这种情况在最近 1 年中有几次?	从不	<1 次/月	1 次/月	几乎 1 次/周	1 次/天或几乎 1 次/天
8. 你会不会因为喝酒而回忆不起来前夜所发生的情况?这种情况在最近 1 年中有几次?	从不	<1 次/月	1 次/月	几乎 1 次/周	1 次/天或几乎 1 次/天
9. 有没有因为你喝酒而使本人或他人受到损伤的情况?这种情况在最近 1 年中有几次?	没有	—	有,但不在过去的 1 年	—	有,是在过去的 1 年

续表

问题	评分(分)				
	0	1	2	3	4
10. 你的亲戚好友、医生或其他卫生工作者有没有关心过你的饮酒问题,并劝过你戒酒?	没有	—	有,但不在过去的1年	—	有,是在过去的1年

注：酒中含有酒精 10g 为 1 杯；总评分≥8 分为阳性，仅前 3 个问题高分（≥3 分）提示严重危害性饮酒；问题 4、5、6 高分（≥3 分）表示酒精依赖；最后 4 题高分（≥3 分）说明饮酒有伤害；“—”，表示无。

（刘丽萍）

脂肪性肝病

第一节　什么是脂肪性肝病

脂肪性肝病简称脂肪肝，是指由于各种原因引起的肝细胞内脂肪堆积过多的病变，是一种常见的肝脏病理改变，而非一种独立的疾病。

随着生活水平的提高、生活方式和饮食结构的变化，代谢性脂肪肝的患病率在过去30年间呈现指数级增长，目前已经取代病毒性肝炎，成为我们国家第一大肝病。

基于脂肪变性在肝脏累及的范围分为三个程度：轻、中、重。脂肪含量超过肝脏的5％～10％时为轻度脂肪肝，超过10％～25％时为中度脂肪肝，超过25％时为重度脂肪肝。

也可根据病因的不同分为：酒精性脂肪肝和代谢相关脂肪性肝病（以前也称为非酒精性脂肪肝）。

第二节　脂肪肝的临床表现

1. 轻症脂肪肝

一般无临床症状，多于体检的时候偶然发现，疲乏感是脂肪肝患友最常见的自觉症状，但与组织学损伤的严重程度无相关性。

2. 中、重度脂肪肝

有类似慢性肝炎的表现，可有食欲不振、疲倦乏力、恶心、呕吐、肝区或右上腹隐痛等。脂肪肝跟其他疾病一样，若不及时科学地干预，也可能经历肝病三部曲——肝炎、肝硬化、肝癌。

第三节　脂肪肝一定会发展成肝癌吗

不一定，但是有可能变为肝癌。

其中酒精性脂肪肝和中、重度代谢相关脂肪性肝病的患友都有可能会继发为肝癌。脂肪肝若不加以干预会经历肝病三部曲——肝炎、肝硬化、肝癌。若代谢相关脂肪性肝病处于第二阶段，也就是中、重度代谢性脂肪性肝硬化，会导致肝细胞大量的变性、坏死，导致癌变概率增加。

（蔡天盼）

第九章 肝硬化

第一节　肝硬化可以预防吗

肝硬化可以预防。主要从以下两个方面入手。

1. 清除病因

我国引起肝硬化的原因大多是乙型病毒性肝炎，通过抗病毒治疗，可以有效抑制病毒的复制，控制肝脏炎症，起到延缓或阻止肝硬化的出现的作用。

如果肝炎患友不清除病毒，病变将长期迁延，就会有肝硬化的可能性。酒精肝的病因是酒精刺激，所以酒精肝患友建议戒酒。脂肪肝的病因是肝脏的脂肪堆积，所以脂肪肝患友建议合理饮食，适当运动。

2. 定期监测

定期监测可以明确自己的身体情况，可以很好地了解病情的发展状况。

（刘　梨）

第二节　肝硬化可以逆转吗

肝硬化是病毒性肝炎、酒精性肝病、非酒精性脂肪性肝病等慢性肝脏疾病的最后阶段，可由肝硬化代偿期进展至失代偿期。

在临床实践中，我们能观察到部分进展至肝硬化失代偿期的患友，在针对病因治疗后肝功能可好转并逐渐稳定，达到病情稳定或逆转成为“再代偿”甚至是无肝硬化的状态。那我们可以为肝硬化逆转做些什么呢？

1. 找出病因，彻底治疗原发病

如对血吸虫病肝硬化，彻底杀虫治疗就可以中止或逆转其发展；对酒精性肝硬化或其他毒物引起的肝硬化，戒酒或切断毒物进入体内就可使病情好转：脂肪性肝炎致肝硬化需调整生活方式，低脂饮食，减轻体重：去除乙型、丙型肝炎病毒就能使慢性乙型、丙型肝炎引起的肝纤维化得到控制。

2. 肝硬化的治疗

代偿期肝硬化，对于病情已经进展至代偿期肝硬化的患友，无论丙氨酸转氨酶（ALT）水平，都需要长期抗病毒治疗，以降低发展成失代偿期肝硬化的风险。对于病情已经进展至失代偿期肝硬化的患友，无论 ALT、HBV-DNA 水平或 HBeAg 状态，均需长期抗病毒治疗，以减少并发症及肝功能恶化风险。

3. 遵医嘱合理规范用药

避免长期服用具有肝脏毒性的药物，保持营养均衡、充足。

此外，肝硬化需长期治疗。特别是乙肝后肝硬化，抗病毒的核苷（酸）类药物需长期服用，有的患友还会出现耐药和病毒变异，所以即使肝硬化逆转了也不能掉以轻心，还要定期（每 3 个月左右）到医院复查肝功能、HBV-DNA、甲胎蛋白（AFP）和B超。

（熊素芬）

第三节　肝硬化腹水患友的饮食

当患友出现肝腹水时，那就说明肝脏已经受到了严重的损害，除了积极配合医生治疗之外，饮食上的禁忌也要注意。

① 限制食物中的盐与钠：一般建议饮食中盐含量4～6g/天。摄入过多可能会加重肝腹水，但也不建议太过严格的低盐饮食，因为这会造成食欲下降而导致营养不良，反而得不偿失。

② 优质蛋白：肝腹水患友合成蛋白的功能也会减弱，往往有低蛋白的情况，建议摄入蛋白质1～1.2g/(kg·d)，如鸡蛋蛋白、纯牛奶、鱼、鸡肉、鸭肉、豆类制品。如有肝性脑病时，蛋白应限制0.5g/(kg·d）内，切莫摄入过量的蛋白质，否则往往蛋白没有补上来，肠道里却形成大量的氨，诱发肝性脑病，出现神志改变。

③ 戒酒：酒主要成分是乙醇，主要是通过肝脏进行代谢和解毒，对肝细胞造成直接的毒害作用。

④ 少量多餐：肝腹水患友宜少量多餐，切忌暴饮暴食，睡前可适当加餐，如3片全麦面包、50g藕粉，也可适当增加一杯酸奶、热豆浆、豆奶等，不建议选择粥类、馒头、米饭作为加餐，这些食物产糖快，对血糖的影响大，且作用维持时间短。

⑤ 禁食粗糙的食物：忌用辛辣刺激性食物，避免生、硬、脆的食物；避免油炸、煎等烹饪方式，如果您已存在食管胃底静脉曲张，宜给予细软易咀嚼宜消化的少渣饮食，并适当补充菜汁、果汁，进餐过程中切忌狼吞虎咽，建议小口慢咽。

肝硬化患友在生活中一定要注意饮食卫生，保持平和的心态，如有存在肝性脑病、消化道出血等并发症，或有糖尿病等其他疾病，最好在营养师的监督下，采取个性化的营养方案。

（陆　佳）

第四节　肝硬化患友出院后有哪些注意事项

肝硬化患友出院后，应加强日常生活护理，提高自我护理能力，培养正确的生活方式，减少再次入院次数，改善日常情绪，提高生活质量。

① 保持良好的心理状态。肝硬化治疗周期长，病情易反复发作，易产生悲观、消极心理，家属应理解鼓励患友，耐心倾听患友心声，通过对患友的生活习惯、职业爱好，适当可制定活动计划，增加生活情趣，竖立战胜疾病的信心。

② 要注意休息，适当运动，切不可疲劳。因为人卧床休息时，肝脏的血流量比站立时增加40%，有利于肝细胞的修复。但也要适量的运动，如由轻微活动逐渐增加运动量，由单一的活动逐渐扩大运动范围等，原则上是做这些活动后患友不感到疲劳。

③ 不能滥用药物，要在医生指导下用药，按时按量、按疗程规范用药，切忌擅自停药、擅自吃药。因为“是药三分毒”，本已不正常的肝脏，长期乱服药，将会加重对肝脏的损害。

④ 要注意饮食调节，强调戒烟酒，患友进食以高热量、高蛋白质和维生素丰富而易消化的食物为宜。避免长

时间饥饿状态，少量多餐。肝功能显著受损或者有肝性脑病先兆者应限制或者禁食蛋白质，有腹水时饮食中盐含量 4～6g/d。为防止消化道出血这一常见的并发症，建议患友多吃软食，细嚼慢咽，切勿暴饮暴食、过冷过热。

⑤ 自我监测，每天晨起测量体重、腹围并记录，观察大便颜色，如果体重、腹围增长过快、大便颜色为黑色或红色，应立即前往医院就诊。

⑥ 定期复查。肝硬化患友出院并不意味着治愈，若不注意仍会复发。因此，一定要定期到医院复查。

以上就是肝硬化出院后的注意事项，提醒广大患友朋友，出院后要预防各种疾病感染。若感染其他疾病，要在医生指导下用药。切不可滥用药，以免加重被损坏的肝脏的负担。

（陆　佳）

肝癌

第一节 什么是肝癌

一、定义

肝癌是指起源于肝细胞或肝内胆管上皮细胞的恶性肿瘤，包括肝细胞癌、肝内胆管癌、肝细胞和肝内胆管混合型癌。其中肝细胞癌占90%，我们日常所说的肝癌大多指的是肝细胞癌。肝癌是我国常见的恶性肿瘤之一，每年新发病例占全球的42%～50%。

二、肝癌有几种类型

肝癌分为原发性肝癌及继发性肝癌。原发性肝癌是指起源于肝细胞或胆管上皮细胞的恶性肿瘤；继发性肝癌是指原发于肝脏以外的癌灶转移至肝脏，其血清AFP一般为阴性。

三、什么人容易患有原发性肝癌

病毒性肝炎患友发展为原发性肝癌最常见，其他病因有：黄曲霉毒素、肝纤维化、化学毒物（氯乙烯、亚硝胺类、苯酚、有机氯农药）、寄生虫（血吸虫、华支睾吸虫）、饮用污染和藻类异常繁殖的水等。

四、原发性肝癌患友的临床表现有哪些

肝区疼痛（最常见的症状也是首发症状），肝大（最常见的体征），黄疸，进行性消瘦，食欲缺乏，乏力，营养不良，自发性低血糖症，红细胞增多症等。

第二节　肝癌的检查与治疗

一、辅助诊断原发性肝癌的检查有哪些

① 血清 AFP：是诊断原发性肝癌的特异性标志物，阳性率约 70%，广泛用于普查，在排除妊娠、生殖腺胚胎瘤的基础上，AFP ≥400μg/L 为诊断肝癌的条件之一。对于 AFP 逐渐升高不降或＞200μg/L 持续 8 周，应结合影像学及肝功能变化作为综合分析或动态观察。异常凝血酶原、血浆游离微小核糖核酸和血清甲胎蛋白异质体也可以作为肝癌早期诊断标志物，特别是对于血清 AFP 阴性人群。

② 影像学检查：B 超（肝癌筛查的首选方法）、增强 CT、磁共振成像（MRI）、选择性肝动脉造影。

③ 肝穿刺活检：在超声或 CT 引导下行细针穿刺＋活组织检查是确诊肝癌的最可靠方法。

二、原发性肝癌的治疗有哪些

肝癌的治疗首选手术切除，当手术无法切除时，根据肿瘤分期、肝功能等综合考虑，选择是否介入治疗，包括肝动脉栓塞、肝动脉灌注化疗。若术中无法切除肿瘤，可选用姑息性治疗，如肝动脉结扎、无水乙醇注射等。此外，还有消融治疗、系统抗肿瘤治疗、中医药治疗等方案，应在专科医生指导下治疗。

三、原发性肝癌需要和哪些疾病鉴别

① 继发性肝癌：原发于肝脏以外的癌灶转移至肝脏，其血清AFP一般为阴性。

② 肝硬化结节：增强CT提示无强化，考虑为肝硬化结节；若增强CT提示“快进快出”，考虑诊断肝癌。

③ 活动性病毒性肝炎：如AFP和ALT同步升高，或ALT持续增高至正常值数倍，则肝炎可能性大。

④ 肝脓肿：多表现为发热、肝区疼痛、压痛明显，超声检查可发现脓肿的液性暗区。必要时可在超声引导下行诊断性穿刺明确诊断。

四、肝癌介入治疗适应证及禁忌证

1. 肝动脉化疗介入术的适应证

① 中国肝癌分期（CNLC）Ⅱb、Ⅲa和部分Ⅲb期，肝功能Child-PughA级或B级（7～8分），ECOG功能状态（PS）评分0～2分。

② 部分有肝外转移的CNLC Ⅲb期，预计通过TACE治疗能控制肝内肿瘤生长而获益的肝癌。

③ 可手术切除或消融治疗，但由于其他原因（如高龄、严重肝硬化等）不能或不愿接受手术、局部消融治疗的CNLC Ⅰ期、Ⅱa期肝癌。

④ 巨块型肝癌，肿瘤占整个肝脏的比例＜70％。

⑤ 门静脉主干未完全阻塞，或虽完全阻塞但门静脉代偿性侧支血管丰富或通过门静脉支架置放可以复通门静脉血流的肝癌。

⑥ 肝癌破裂出血及肝动脉-门静脉分流造成门静脉高压出血者。

⑦ 具有高危因素（包括肿瘤多发、合并肉眼或镜下癌栓、姑

息性手术、术后 AFP 等肿瘤标志物未降至正常范围等）肝癌患友根治术后，辅助性或预防性 TACE 能降低复发，数字减影血管造影（DSA）可以早期发现残癌或复发灶。

⑧ 肝癌切除、肝移植、消融等治疗后复发，肝功能、ECOG 评分符合条件①。

⑨ 初始不可切除肝癌手术前的转化或降期治疗，以实现转化甚至降低肿瘤分期，为手术切除、肝脏移植、消融创造机会。

2. 肝动脉化疗介入术的禁忌证

① 肝功能严重障碍，Child-PughC 级，包括严重黄疸、肝性脑病、难治性腹水或肝肾综合征。

② 无法纠正的凝血功能障碍。

③ 门静脉主干完全被癌栓栓塞，门静脉侧支代偿不足，且不能通过门静脉成形术复通门静脉向肝血流。

④ 合并严重感染且不能有效控制。

⑤ 肿瘤弥漫或远处广泛转移，预期生存期＜3 个月。

⑥ 体力活动状态（PS）＞2 分、恶病质或多脏器功能衰竭。

⑦ 肾功能障碍，血肌酐＞176.8μmol/L 或者肌酐清除率＜30mL/min。

⑧ 化疗药物或其他药物引起的外周血白细胞和血小板显著减少，白细胞＜3.0×10^9/L、血小板＜50×10^9/L 且不能纠正。

⑨ 严重碘对比剂过敏。

第三节 肝癌可以预防吗

肝癌的主要病因是乙型肝炎，有效预防乙型肝炎，患肝癌的几率就大大减少。目前，最有效的方法就是婴幼儿的肝炎疫苗的预防接种，成年人也可接种疫苗。肝炎发病率降低了，肝癌的发病率自然也会随之降低。

其次，是防止饮水污染。

第三，必须杜绝食用霉变食物，从根本上消除诱发肝癌的黄曲霉毒素的毒害。

第四，少饮酒或不饮酒。正常肝脏的酶可使一定量的酒精氧化为水和二氧化碳，对酒精有一定的解毒性。但是，解毒一两白酒，肝脏需要工作 46 小时，如果解毒半斤白酒，肝脏则要工作 230 个小时才能完成。一次醉酒，就等于患一次急性轻型肝炎，久而久之，就会使肝脏硬化，最终发生癌变。

（吴海泉）

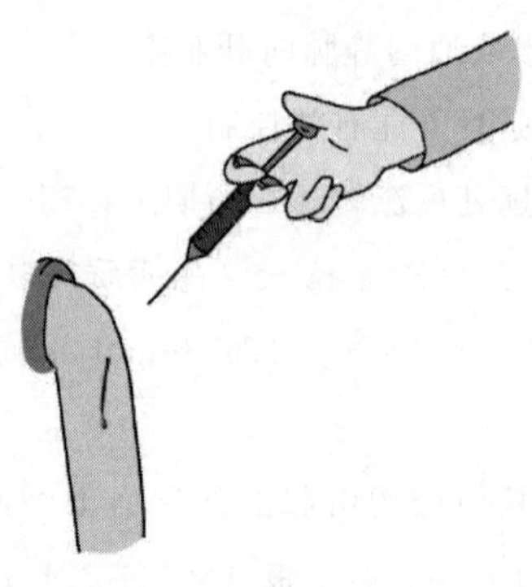

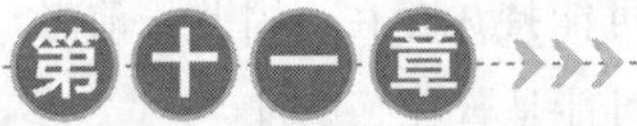

其他病毒性肝炎

第一节　甲型病毒性肝炎

一、什么是甲型病毒性肝炎

甲型病毒性肝炎是病毒性肝炎的一种类型，由人体感染甲型肝炎病毒（HAV）引起的，以肝脏损害为主，以食欲减退、厌油、肝功能异常等为主要临床表现的一种急性传染病，简称甲肝。

二、甲肝通过什么方式传播

主要传播途径是粪-口途径消化道传播。

饮用水源、食物、蔬菜、玩具等被甲肝病毒污染后可致流行。恶劣的环境卫生条件会使感染者粪便中排出的甲肝病毒进入饮水供应系统，进而造成感染，暴发流行常见于水源/食物污染。

人与人接触通常不会引起感染，但与感染者密切身体接触则可能会受感染，输血后甲型肝炎极罕见。在甲肝高发地区旅行或工作者、在幼儿园工作者、男同性恋者、与甲肝患友同住者、艾滋病毒阳性者、缺乏安全用水的人、吸食毒品者、甲肝患友的性伴侣、有凝血障碍者（如血友病患友）等，罹患甲肝的风险增高。

三、甲肝抗体阳性就是感染了甲肝吗

不一定就是感染了甲肝。

甲肝抗体分为 IgM 抗体和 IgG 抗体，在感染病毒后，IgM 抗体出现更快，消退也更快，而 IgG 抗体则可能持久存在。因此，前者阳性常常是处于感染期，而后者阳性则可能是曾经感染过。

四、甲肝怎么预防

主要注意饮食卫生，不吃生食（尤其是海鲜）、不喝生水，不吃来源不明的食物。此外，还可以注射甲肝疫苗进行预防。

五、感染了甲肝怎么办

甲型肝炎一般为自限性疾病，多可完全康复。需充足的休息、营养为主，辅以适当药物，避免饮酒、过劳和使用可能损伤肝脏的药物。

甲肝急性期患友具有较强的传染性，应做好隔离工作。患友应隔离至病毒消失，在此期间应减少与人来往，并且不可从事食品加工、饮食服务等工作。隔离期（起病后 3 周）满，临床症状消失，并经过临床医师评估后可以出院，但出院后仍应休息 1～3 个月，恢复工作后应定期复查半年至 1 年。

（吴海泉）

第二节　丙型病毒性肝炎

一、什么是丙型病毒性肝炎

丙型病毒性肝炎是一种因感染丙型肝炎病毒（HCV），而导致的以肝脏损害为主的传染病，简称丙肝。

急性期症状较轻，主要表现为疲乏、食欲减退、恶心等，也可没有任何症状或者仅仅感到乏力，有 55%～85%的感染者转为慢性肝炎，并有发展为肝硬化、肝癌的可能。

二、丙肝通过什么方式传播

主要的传播方式包括血液传播（如共用注射器、纹眉等）、性传播和母婴传播。血液透析过程中的污染是医院感染的主要原因。

三、丙肝抗体阳性是得了丙肝吗

丙肝病毒抗体，不是一种保护性抗体。丙肝抗体阳性一般有以下几种可能。

① 曾经感染过丙肝病毒，现在已经痊愈。肝功能检查指标正常，HCV-RNA 阴性，只是丙肝抗体呈阳性。

② 正在感染丙肝病毒。丙肝病毒抗体阳性，同时伴有 HCV-RNA 阳性、肝功能异常，也就表明正在感染丙肝病毒，是丙肝患友。这种情况就需要尽快治疗，避免进展到肝硬化、肝癌阶段。

③ 对于患有自身免疫性肝炎的人来说，也有可能会出现丙肝病毒抗体阳性（这种情况会更严重），不过这种情况不常见。

四、如何确诊是否得了丙肝呢

确诊丙肝需要满足三个条件：丙肝抗体阳性、HCV-RNA 阳性、肝功能异常。

五、丙肝好治吗

目前，针对丙肝已经有治愈率高达 99% 的直接抗病毒药物（DAAs）了。和乙肝不同，丙肝抗病毒药物可以实现在有限疗程内清除丙肝病毒实现治愈，所以没有进展到肝纤维化、肝硬化的程度，即使查出感染丙肝也不用过度担心。

六、治愈后的丙肝是否还要定期复查

尽管目前丙肝小分子化合物抗病毒治疗药物治愈率高达95%以上，复发的概率非常低，但是仍然有极少数患友会有复发的情况。所以对于治疗结束的患友，建议治疗结束后3、6、12个月进行复查，一年以后每年进行一次复查。

复查的项目包含丙肝病毒载量（HCV-RNA)、肝脏生化指标、甲胎蛋白、肝脏超声。这几项检查可以排除丙肝复发的同时检测肝硬化和肝癌的发生风险。因为丙肝抗病毒治疗尽管把病毒清除了，但是在病毒感染的时候造成的肝脏损伤是存在的，肝脏损伤引起的并发症如肝硬化、肝癌的发生风险也是存在的。所以在治疗之后，不仅要确认丙肝病毒被清除，还要定期复查，这样才能最大程度做好自我保护。

（李　健）

第三节　丁型病毒性肝炎

一、什么是丁型病毒性肝炎

丁型病毒性肝炎是由丁型肝炎病毒（HDV）感染引起的一种病毒性肝炎，简称丁肝。

HDV是一种缺陷病毒，利用乙型肝炎病毒表面抗原（HBsAg）进入肝细胞，因此，HDV可与HBV联合或重叠感染。

二、丁肝通过什么方式传播，怎样预防丁肝

由于丁肝必须借助乙肝病毒才能完成复制，因此它的传播途径同乙肝一样需通过经皮接触受到感染的血液或血液制品而发生。

接种乙肝疫苗不仅可以预防乙肝感染，还可以预防丁肝病毒感染。

三、哪些人存在感染的危险

① 慢性乙肝病毒携带者存在丁型肝炎病毒的感染危险。

② 没有获得乙肝病毒免疫接种的人员（自然染病或得到乙肝疫苗接种）存在感染乙肝病毒的危险，进而存在丁型肝炎病毒感染危险。

③ 容易合并感染乙肝病毒和丁肝病毒的人群，包括：土著人、艾滋病毒感染者和注射吸毒者。血液透析患友、男男性行为者和商业性工作者的合并感染风险也可能更高。

四、怎么诊断丁肝

目前可以通过检测 HDV 抗原（HDV-Ag）、HDV 抗体（HDV-Ab）和 HDV-RNA 诊断 HDV 感染。肝脏活检时，HDV-Ag 可通过免疫荧光和免疫组织化学法等方法检测。

五、丁肝有什么危害

HDV 重叠感染增加疾病的死亡率以及终末性肝病（肝硬化、肝细胞癌和肝衰竭）的发生率，并且 HDV 重叠感染加快肝硬化和肝细胞癌疾病进程。

（刘　钰）

第四节　戊型病毒性肝炎

一、什么是戊型病毒性肝炎

戊型病毒性肝炎是病毒性肝炎的一种类型，由戊型肝炎病毒引起，简称戊肝。戊肝发生以后，和其他肝炎一样，都是引起肝脏明显的炎症，患友表现为右上腹部不适、乏力、纳差等。

二、与戊肝患友日常生活接触会传染吗

戊肝病毒会经由消化道传播，主要是通过粪口传播，人与人直接传播的概率较低。和戊肝患友一起吃饭传染风险并不大，为了以防万一，仍建议采用分餐制或者使用公筷。

三、戊肝抗体阳性就是感染了戊肝吗

不一定就是感染了戊肝。戊肝抗体分为 IgM 抗体和 IgG 抗体，在感染病毒后，IgM 抗体出现更快，消退也更快，而 IgG 抗体则可能持久存在。因此，前者阳性常常是处于感染期，而后者阳性则可能是曾经感染过。除了检测抗体，还可以通过检测 HEV-RNA 来结合判断有无现症感染。

四、戊肝可以预防吗

主要注意饮食卫生，不吃生食、不喝生水，不吃来源不明的食物。此外，还可以注射戊肝疫苗进行预防。

五、戊肝好治吗

整体上戊肝比较容易康复，大部分患友预后良好。仍有少数人，可能在感染后病情转重，导致严重肝损伤乃至死亡。

六、戊肝会诱发肝癌、肝硬化吗

戊肝引起的通常是短期、急性的肝损伤，一般不会导致肝细胞长期反复受损。一般认为感染戊肝不会带来额外的肝癌、肝硬化风险。

（蓝淳愉）

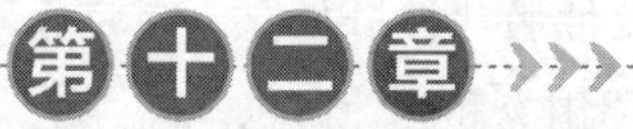

第十二章 自身免疫性肝病

第一节　什么是自身免疫性肝病

自身免疫性肝病是一组由自身免疫反应介导的慢性肝胆系统炎症性疾病，主要包括自身免疫性肝炎、原发性胆汁性肝硬化及原发性硬化性胆管炎。

一、自身免疫性肝病的概念

要了解什么是自免肝，首先要了解什么是免疫。免疫通常是指机体抵御病原微生物侵袭及抵抗多种疾病的能力，主要有以下三种功能。

① 抵御外来的敌人，也就是防御功能。

② 维护人体内部的稳定，也就是自身稳定功能。

③ 监视体内细胞的变异，也就是免疫监视功能。

假如免疫系统紊乱了，就会敌我不分，从而很容易伤害自己的细胞和组织，严重的就导致了“自身免疫病”。自身免疫性肝病，是免疫失衡导致的肝脏损害，往往同时伴有其他系统、器官和组织的损害。

二、自身免疫性肝病有哪几类

① 自身免疫性肝炎，免疫系统主要攻击肝脏内的肝细胞，从

而引起肝脏的炎症反应。

② 原发性胆汁性胆管炎，也称原发性胆汁性肝硬化，免疫系统主要攻击肝脏内的小胆管，造成胆管周围炎和胆汁淤积。

③ 原发性硬化性胆管炎，免疫系统主要攻击肝内外的大胆管，引起大胆管周围炎和纤维化，使胆管僵硬狭窄、胆汁淤积。

三、自身免疫性肝病的病因有哪些

① 遗传因素。与位于6号染色体上的一组基因有关，当然并不是父母有这个病，子女就一定会得，但是比普通人得病概率大很多。

② 免疫因素。免疫系统自发对肝细胞进行破坏。

③ 环境因素。病毒（如甲肝病毒、乙肝病毒）感染人体后，和肝细胞产生相同的信号，免疫系统在攻击的时候是只认信号的，所以就误以为肝细胞是病毒进而发动攻击导致了肝细胞的损害。

（吴鑫铖）

第二节　自身免疫性肝炎

一、什么是自身免疫性肝炎

自身免疫性肝炎是由自身免疫系统攻击肝细胞所导致的慢性肝炎。以血清自身抗体阳性、高IgG或γ-球蛋白血症为特点。

二、自身免疫性肝炎有什么特点

① 对年龄在15至40岁的年轻女性“情有独钟”。据统计，该病80%以上为年轻女性。当年轻女性出现转氨酶升高，而又找不到常见的肝炎病因时，应高度怀疑该病。

② 自身免疫肝炎发展缓慢，患友很难察觉。它发病比较慢，初期只是感觉乏力，检查为转氨酶升高，发展到一定时期会有黄疸。此后再发现可能已发展为重症肝炎甚至肝硬化，治疗上大多为时已晚。

③ 患友无饮酒史，或者男性每天平均饮酒量少于 30g，女性少于 25g。不饮酒或饮酒量很小，才能排除酒精性肝病；血液中检测不到病毒性肝炎的标志物（不是甲、乙、丙、丁、戊型肝炎），当然还要排除遗传、代谢、药物等引起的肝炎等才能诊断自身免疫性肝炎。排除其他原因肝损伤非常重要。

④ 高球蛋白血症。球蛋白往往>正常值上限 1.5～2 倍。

⑤ 在症状方面，肝脏首当其冲，由于免疫细胞“敌我不分”，也会导致其他器官损害。

自身免疫肝炎常常伴有其他病变，比如关节炎、结肠炎、肾炎、心肌炎、皮肌炎、干燥综合征等。

三、自身免疫性肝炎有哪些临床症状

该病起病缓慢，轻者无症状，病变活动时可出现乏力、腹胀、食欲差、皮肤瘙痒、黄疸等。随着病情发展，可出现肝大、肝区压痛，伴有脾大、蜘蛛痣、下肢水肿。当病变累及肝外器官时，可出现类风湿性关节炎、甲状腺炎、炎症性肠病等。

四、自身免疫性肝炎能够治疗吗

初始治疗，推荐的方案有两个。

① 单独用肾上腺皮质激素如泼尼松治疗，第一周 60mg/d，第二周 40mg/d，第三、四周 30mg/d，第五周以后 20mg/d，并维持治疗。

② 泼尼松联合硫唑嘌呤，泼尼松的剂量同上，同时服用硫唑嘌呤 50mg/d。如果患友的转氨酶正常，症状也消失了，泼尼松减

量至 5～10mg/d，硫唑嘌呤每天 1mg/kg（按体重计算），进一步治疗 12～24 个月（总疗程 24～30 个月），肝穿刺活检，检查肝脏炎症是否缓解。缓解后如果停药，在停药后 50%～90%的患友可在 12 个月内复发，这时需要再次治疗。所以，自身免疫性肝炎要长期性、持续性治疗。

长期用药会发生一些不良反应，如泼尼松可引起相关的骨质疏松、糖尿病、肥胖等，硫唑嘌呤可引起骨髓抑制、白细胞减少等。自己要了解，医生要监测，及时和医生沟通，发现问题及早解决。

五、自身免疫性肝炎可以打疫苗预防吗，会不会传染

自身免疫性肝炎是在遗传因素的基础上，与环境的共同作用引起的自身免疫紊乱，其诱发因素多而复杂，接种肝炎病毒疫苗仅仅可以预防肝炎病毒诱发的自身免疫性肝炎，而不能阻断其他因素引起的自身免疫性肝炎。

自身免疫性肝炎不是感染性疾病，不会出现传染。

六、自身免疫性肝炎患友怀孕了怎么办

自身免疫性肝炎患友在妊娠过程中，小剂量的泼尼松或硫唑嘌呤免疫抑制剂治疗是可行的。如果停药，也应在分娩后及时加用之，以降低复发的风险。大多数自身免疫性肝炎患友在怀孕期间肝脏疾病可得到改善，只有少数患友会出现恶化。

但患此病的孕妇有流产、早产、生下低体重儿和残疾儿的风险。

如果母乳喂养，母亲最好不要服用硫唑嘌呤，但认为激素类药物对婴儿还是安全的，因为激素在乳汁中的浓度不足以对孩子构成威胁。

（程齐齐）

第三节　原发性胆汁性胆管炎

一、什么是原发性胆汁性胆管炎

原发性胆汁性胆管炎（PBC），旧称原发性胆汁性肝硬化，是器官特异性的慢性胆汁淤积性自身免疫性肝病。

本病以肝内胆汁淤积、循环血液中出现抗线粒体抗体和肝内小胆管进行性、非化脓性炎症性破坏，最终导致广泛性肝管破坏、胆汁性肝硬化甚至肝衰竭为显著特征。约90%患友为女性，发病年龄30～65岁，30%～50%无症状患友通常在常规检查中被发现。

二、原发性胆汁性胆管炎是如何发生的

① 遗传易感性：PBC确切的病因尚不清楚，但遗传易感性在自身免疫性疾病发生中起重要作用。PBC一级亲属发生PBC的概率是一般人群的100倍，PBC患友亲属常常表现其他免疫学异常等现象强烈提示。

② 环境因素：环境因素触发了具有遗传易感性的个体而发病。通常的假说是，一个或多个感染因素触发了易感个体的自身免疫性疾病。

③ 性别差异：性别差异同样在PBC的发病中起到一定的作用。女性的PBC患友多于男性患友，男女比大约9∶1。一种认为性激素在免疫系统中所起的作用。另一种认为，女性反复的泌尿道感染远远比男性多，可能触发了疾病的发生。

三、原发性胆汁性胆管炎的临床症状有哪些

PBC的自然史大致分为4个阶段。

① 临床前期：AMA阳性，但生物化学指标无明显异常。

② 无症状期：有生物化学指标异常，但没有明显临床症状。

③ 症状期：出现乏力、皮肤瘙痒等症状。

④ 失代偿期：出现消化道出血、腹水、肝性脑病等临床表现。

此外，PBC 还会伴随其他自身免疫性病，如干燥综合征、甲状腺炎、类风湿性关节炎等。

四、原发性胆汁性胆管炎怎么进行诊断

当 PBC 患友出现典型的临床表现时，病情多处于晚期，故早期诊断非常重要。对早期诊断有价值的检查项目是 ALP 和抗线粒体抗体（M2 阳性）。满足以下 3 条标准中的 2 条即可诊断：①存在胆汁淤积的生物化学证据（主要是 ALP 和 GGT 升高），且影像学检查排除了肝外或肝内大胆管梗阻；②AMAs/AMA-M2 阳性，或其他 PBC 特异性自身抗体（抗 gp210 抗体、抗 sp100 抗体）阳性；③组织学上有非化脓性破坏性胆管炎和小胆管破坏的证据。

在诊断 PBC 时，应与各种原因引起的梗阻性黄疸、病毒性毛细胆管性肝炎、药物引起的黄疸、原发性硬化性胆管炎等疾病相鉴别。

五、原发性胆汁性胆管炎如何治疗

熊去氧胆酸是治疗 PBC 的一线药物。熊去氧胆酸是生理情况下产生的一种胆汁酸，熊去氧胆酸的用药剂量是 13～15mg/(kg·d)，治疗不能间断，一般需终身或直到肝移植，否则将引起严重的反弹效应。熊去氧胆酸疗法不仅能改善实验室检查的指标，而且可以改善肝组织，预防发生食管静脉曲张，延长预期寿命。

六、原发性胆汁性胆管炎患友治疗情况怎样

未经治疗的原发性胆汁性肝硬化患友的平均生存期为 9～10 年，期间有 26%发展为肝衰竭。其中缺乏有效治疗发展为广泛纤维

化的平均时间是 2 年左右，4 年后保持早期阶段疾病的概率为 29%。经规范治疗的 PBC 患友整体预后已经有明显改善。

七、原发性胆汁性胆管炎会增加患肿瘤的风险吗

晚期肝病均会增加得肝癌的风险，但是相比病毒性肝炎引起的肝硬化，PBC 引起的肝癌概率还是较低的，而且肝癌的发生都是在严重肝硬化基础上，临床上发现女性 PBC 患友得肝癌的概率要明显低于男性。如果经熊去氧胆酸规范治疗，5 年肝癌的发生率为 1.62%。因此一般女性 PBC 患友无需担心得肝癌，而对于有明显肝硬化表现的男性 PBC 患友需要定期进行超声检查。

（温志立）

第四节 原发性硬化性胆管炎

一、什么是原发性硬化性胆管炎

原发性硬化性胆管炎（PSC）是一种多灶性胆管狭窄和进展期肝病为特征的少见疾病。大约每 10000 人中只有 1 人患有 PSC。大多数患友最终发展为肝硬化、门静脉高压和肝功能失代偿。

二、原发性硬化性胆管炎是遗传性的吗

PSC 的确切病因尚不清楚，尽管专家认为 PSC 可能是遗传和环境因素共同作用的结果。PSC 患友具有过度活跃的免疫系统，暴露在环境中的细菌或其他元素可能会触发这种免疫系统。

三、原发性硬化性胆管炎有哪些临床症状

原发性硬化性胆管炎多见于年轻男性，而且往往与炎性肠病，

尤其是溃疡性结肠炎有关。其起病一般呈隐匿性、进行性的缓慢过程，可有渐进性加重的乏力、瘙痒和梗阻性黄疸。可以出现右上腹疼痛、发热伴寒战，往往提示胆管梗阻继发的细菌性胆管炎。

该病后期呈门静脉高压、肝衰竭等肝硬化失代偿表现。另外，可以出现骨质疏松等脂溶性维生素缺乏的表现。早期患友物理检查往往没有异常发现。后期可以出现黄疸、肝大、脾大和抓痕。

四、原发性硬化性胆管炎进展有多快

PSC 患友的胆管会结疤和发炎，导致胆汁聚集在肝脏中。这会损害肝脏，使其不再发挥应有的功能。通常，这一过程在几年内进行得相当缓慢。

五、原发性硬化性胆管炎的自然病程

与成人 PSC 相比，儿童 PSC 患友进展更慢，10 年生存率也高于成人。10%～60%的 PSC 患友初诊时并无明显的临床症状，这些患友临床预后相对较好，但也可能是由于疾病诊断阶段早晚导致的差异。

PSC 患友的临床进程异质性很高，一些患友很快进展至肝硬化等终末期肝病，而有些患友的疾病状态则长期保持稳定。PSC 患友可最终发展为肝硬化，出现门静脉高压、腹水、食管胃底静脉曲张和肝衰竭。

六、原发性硬化性胆管炎有治愈方法吗

目前尚无治疗原发性硬化性胆管炎的有效药物。

对于有明显胆管狭窄或胆管炎者，可以考虑在有经验的内镜中心接受内镜治疗。经过积极治疗仍反复发作胆管炎者，可以考虑予以长期预防性抗生素。肝移植是 PSC 唯一有效的治疗方法。

七、原发性硬化性胆管炎和溃疡性结肠炎之间有什么联系

大约 2/3 的 PSC 患友有溃疡性结肠炎，这是一种炎性肠病(IBD)。PSC 患友还可能患有另一种类型的 IBD，称为克罗恩病。目前还不完全清楚为什么这么多 PSC 患友也患有 IBD。已知的是，PSC 和溃疡性结肠炎患友的整个结肠都有炎症。他们患结肠癌、胆管和胆囊癌的风险也更高。

八、如果患有原发性硬化性胆管炎，应该避免哪些食物

虽然没有针对 PSC 患友的特定饮食，但是推荐多吃水果和蔬菜、低脂蛋白质和全谷物，可以降低脂肪肝和结疤的风险。最好避免饮酒，酒精会增加患肝硬化的风险。同时，保持良好的心态也是非常重要的。

（朱小青）

第十三章

肝豆状核变性

第一节　关于肝豆状核变性

一、肝豆状核变性是什么

肝豆状核变性，又称 Wilson 病（简称 WD)，是一种遗传性的铜代谢障碍性疾病，由饮食中摄取的铜在体内过度蓄积而损害肝、脑等器官而引起。

它是由人类常染色体隐性遗传，在人群中发病率为 1/2600～1/30000。本病主要以儿童、青少年多见，发病年龄在 5～35 岁左右，发病年龄<10 岁的患友多以肝病症状首发，男女发病率相当，同胞中常有同病患友。

早期诊断和及时、确切的治疗常可使患友的生活质量和寿命明显提高。但在临床中本病容易误诊。

二、肝豆状核变性有什么临床症状及危害

患友临床表现多种多样，可见神经系统表现、肝脏症状表现及其他表现。

1. 神经系统表现

① 震颤，多表现为节律性、快速的意向性震颤或缓慢、粗大的体位性震颤。

② 发音或构语障碍，包括吟诗状语言、暴发性语言、断缀性语言、污言秽语等。

③ 步行障碍或步态异常，有行走困难、冻结足、慌张步态及共济失调步态等。

④ 肌张力及反射改变，出现肌僵直、肌张力增高或肌张力减低。部分出现下肢病理反射。

⑤ 震颤以外的不自主运动，包括舞蹈、手足徐动、扭转痉挛、痉挛性斜颈、肌阵挛等。

⑥ 精神症状。一般智力无太大变化，但急性起病的儿童可智力下降。性格改变极常见，通常表现为自制力减退，情绪不稳，易激动，偶有情绪抑郁或出现幻觉、妄想、冲动打人等。

2. 肝脏症状表现

① 急性肝炎，多表现为不明显原因的黄疸、恶心、乏力等症状。

② 爆发性肝衰竭，肝功能急剧恶化，常伴有溶血性贫血。

③ 慢性肝病或肝硬化，常表现为黄疸、萎靡、腹胀、全身浮肿等。

3. 其他表现

绝大多数角膜 K-F 环为阳性，仅极少数为阴性，皮肤变黑、流涎等也较常见；肾脏损害可出现氨基酸尿、高钙尿、肾性糖尿或肾小管性酸中毒等；骨骼改变可发生骨质疏松。青年女性患友可出现月经失调、不孕和反复流产等。

三、怎样诊断肝豆状核变性

1. 中国肝豆状核变性诊治指南（2021 年版）诊断要点

（1）神经和（或）精神症状。

（2）原因不明的肝脏损害。

（3）血清铜蓝蛋白降低和（或）24h 尿铜升高（Ⅰ级推荐，B

级证据）。

（4）角膜 K-F 环阳性（Ⅰ级推荐，B 级证据）。

（5）经家系共分离及基因变异致病性分析确定患者的 2 条染色体均携带 *ATP7B* 基因致病变异（Ⅰ级推荐，B 级证据）。

符合（1 或 2）+（3 和 4）或（1 或 2）+5 时均可确诊 Wilson 病；符合 3+4 或 5 但无明显临床症状时则诊断为 Wilson 病症状前个体；符合前 3 条中的任何 2 条，诊断为“可能 Wilson 病”，需进一步追踪观察，建议进行 *ATP7B* 基因检测，以明确诊断。

2. 肝豆状核变性诊疗指南（2022 年版）诊断要点

推荐应用 2001 年莱比锡第 8 届 WD 国际会议的诊断标准（Leipzig 评分系统）（见表 8），总分≥4 分可确诊，3 分为疑似诊断，≤2 分则排除诊断。

四、什么情况需要考虑肝豆状核变性

① 青少年患友有病因不明的肝炎、肝硬化、脾大、脾功能亢进、肾炎、关节炎、溶血性贫血、器质性精神病、脑病（尤其锥体外系）等疾病的症状，特别是多个系统损害的症状同时或先后发生时，需考虑 Wilson 病诊断的可能。

② 本病系常染色体隐性遗传，故在本家族（尤其同胞）中有该病或上述症状者，应高度怀疑本病。

五、肝豆状核变性的治疗有哪些

一旦确诊为 Wilson 病应尽早治疗、个体化治疗、终生治疗和终身监测。

对 Wilson 病患友家族成员进行血清铜蓝蛋白、血清铜、尿铜和基因检测有助于发现 Wilson 病症状前纯合子和杂合子。前者应正规治疗，后者应禁忌其与杂合子婚配，避免子代发生纯合子。

表 8　2001 年莱比锡第 8 届 WD 国际会议的诊断标准（Leipzig 评分系统）

临床症状与体征	评分	其他检测	评分
K-F 环		肝组织铜定量(无胆汁淤积情况下)	
阳性	2 分	正常＜50μg/g(0.8μmol/g)	－1 分
阴性	0 分	50～249μg/g(0.8～4.0μmol/g)	1 分
神经系统症状和/或典型脑部 MRI 异常		＞250μg/g(＞4.0μmol/g)	2 分
严重	2 分	罗丹宁染色阳性颗粒 a	1 分
轻微	1 分	尿铜定量(无急性肝炎情况下)	
无异常	0 分	正常	0 分
血清铜蓝蛋白(g/L)		1～2×ULN	1 分
正常(＞0.2)	0 分	＞2×ULN	2 分
0.1～0.2	1 分	正常但 D-青霉胺激发试验＞5×ULN	2 分
＜0.1	2 分	基因检测	
Coombs 阴性溶血性贫血		两条染色体均检测到突变	4 分
有	1 分	仅 1 条染色体检测到突变	1 分
无	0 分	未检测到突变	0 分

早期治疗可使患友获得与正常人接近的生活质量和寿命。Wilson病患友治疗的重点就在于坚持药物驱铜，并减少食物中铜摄取。在本病极为严重和用药无效时可采用肝脏移植术，部分患友术后临床症状及生化指标均获恢复，并可存活多年。

（潘　星）

第二节　肝豆状核变性患友饮食注意

低铜饮食应遵循如下原则。

（1）请尽量选用含铜量低的食物原料，以减少铜在患友体内的蓄积。

常用食物含铜量见本书附录，表中数据主要来源于《中国肝豆状核变性诊治指南（2021年版）》《肝豆状核变性诊疗指南（2022年版）》《中国食物成分表（2002）》《中国食物成分表（全国分省值）》及《肝豆状核变性》等有关资料，供肝豆状核变性患友及家属参考。有条件者还可进一步参阅《中国食物成分表（全国分省值）》，结合食物生产地和食物含水量等因素，综合分析判断选用含铜量低的食物原料。

（2）避免进食下列含铜量高的食物：如各种动物内脏和血；贝壳类（蛤蜊、蜂子、淡菜、河蚌、牡蛎）；软体动物（乌贼、鱿鱼）；螺类；虾蟹类；坚果类（花生、核桃、莲子、板栗、芝麻）；各种豆类及其制品；蕈类（香菇及其他菇菌类）；腊肉、鸭肉、鹅肉；燕麦、荞麦、小米；紫菜、蒜、芋头、山药、百合；猕猴桃；巧克力；可可、咖啡、茶叶；龙骨、蜈蚣、全蝎等中药。

（3）尽量少食下列含铜量较高的食物：牛羊肉；马铃薯、糙米、黑米；海带、竹笋、芦荟、菠菜、茄子；香蕉、柠檬、荔枝、桂圆等。

（4）适宜饮食的含铜量较低的食物：橄榄油、鱼类、鸡肉、瘦猪肉、精白米面、颜色浅的蔬菜、苹果、桃子、梨、银耳、葱等。

（5）建议高氨基酸或高蛋白饮食：如牛奶等。

（6）勿用铜制的食具及用具。

（程齐齐）

肝血管瘤

第一节　什么是肝血管瘤

一、肝血管瘤的概念

肝血管瘤是肝脏一种常见的良性肿瘤，占肝脏所有良性肿瘤的73%，发病率5%～7%，通常认为它是先天性的肝脏血管畸形。

肝血管瘤在任何年龄都可以发病，多发于中年女性，女性发病率是男性的5～6倍，大多数肝血管瘤发展缓慢，预后良好。

二、肝血管瘤有哪些类型

① 按照病理类型分类：海绵状血管瘤、硬化性血管瘤、肝毛细血管瘤、血管内皮细胞瘤。其中海绵状血管瘤最常见，其余血管瘤较少见，临床常说的肝血管瘤泛指海绵状血管瘤。

② 按照肿瘤大小分类：肿瘤直径＜5.0cm，称小血管瘤；肿瘤直径5.0～10.0cm称为大血管瘤；肿瘤直径≥10.0cm称为巨大血管瘤。临床上以小血管瘤多见。

三、为什么肝脏会长血管瘤

肝血管瘤的确切病因目前仍不清楚，先天性发育异常是最为人们接受的学说。另外也有学者认为是肝内毛细血管感染后变形，致毛细血管扩张成空泡状，其周围血管充血、扩张，区域性血循环滞留，致使血管形成海绵状扩张。

四、肝血管瘤会有哪些临床症状

绝大部分肝血管瘤无明显临床症状，也不伴有肝脏功能损害。但是部分肝血管瘤，尤其是瘤体长径大于5cm时，可能因为压迫邻近脏器，出现右上腹部胀痛、消化不良、食欲减低、恶心、呕吐等症状，也可能合并慢性胃肠炎、消化道溃疡、慢性胆管炎及胆囊炎等疾病。

第二节　肝血管瘤的检查与治疗

一、肝血管瘤需要做哪些检查

B超作为首选检查，多表现为高回声，呈低回声者多有网状结构，密度均匀，形态规则，界限清晰。CT、MRI等也是目前诊断肝血管瘤的主要方法。

二、肝血管瘤需要治疗吗

肝血管瘤虽不会自愈，但是大多数肝血管瘤的生长速度非常缓慢，对于直径<5cm的肝血管瘤，如无任何临床症状者，不需要治疗，定期行B超检查，随访观察瘤体的变化。对于首诊确诊的患友，3个月后复查一次，若没有明显增长，则间隔6个月后再复查，若仍无明显增长，则可间隔1年再复查。

对于肝血管瘤直径>5cm，且出现临床症状的患友，可采取积极治疗。治疗方法主要有血管瘤切除术、血管瘤缝扎术、肝动脉结扎术、微波固化术、射频热毁损法、肝动脉栓塞术等，需根据瘤体大小、位置、有无并发症等来综合考虑。

第三节　肝血管瘤日常注意事项

1. 饮食方面

① 多吃蛋白质类、富含大蒜素类，以及提高免疫力的食物，如牛奶、大豆、大蒜、蜂蜜、山药等食物，增强机体抵抗力，以保证病情的稳定。

② 禁忌辛辣、刺激、高糖、高脂、高胆固醇类的食物，如烧烤、酒、奶茶、动物内脏等，以免加重肝脏负担，从而使病情加重。

2. 运动方面

在平时生活中，不要剧烈运动，不要用力挤压腹部，以免造成血管瘤破裂。

（张　驰）

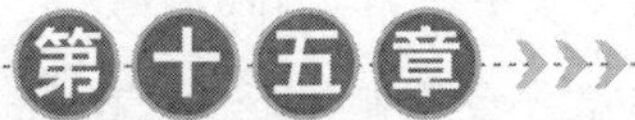

肝囊肿

第一节　什么是肝囊肿

一、肝囊肿的概念

肝囊肿是一种常见的肝脏良性疾病，通俗说就是肝脏长了“水泡”，结构上是肝脏内不含实体组织的空泡。在正常人群中检出率为2.5%～5%，其中仅有15%有临床症状。囊肿一般是圆形或椭圆形，可有分隔，囊液多为清亮无色或者淡黄色，一般不含胆汁，合并出血时可呈咖啡色，大小差别悬殊，直径几毫米到几十厘米不等。

二、肝囊肿有哪些类型

根据病因，肝囊肿包括两种类型，一种为寄生虫性肝囊肿，另一种为非寄生虫性肝囊肿。寄生虫性肝囊肿的主要病变类型为肝包虫病，而非寄生虫性肝囊肿则包括先天性、炎症性、创伤性以及肿瘤性囊肿，临床上最常见的类型为先天性肝囊肿。

根据囊肿的数量又可分为单发性囊肿和多发性囊肿：①单发性肝囊肿的出现不受年龄限制，易发人群为年龄20～50岁群体，同时主要出现于机体肝右叶，肝右叶发生率为肝左叶的大约2倍。②多发性肝囊肿包括两种形式，一种为散列分布在肝脏实质中的小囊肿，另一种也被叫做多囊肿，相较于单发性囊肿，其有更高的发生率，大部分患友同时存在多囊肾。多发性肝囊肿的易发人群为年龄 40～60 岁女性，囊肿发生的位置不受限制，不仅可在整个肝脏中散列分布，也可在肝的一叶紧密分布，肝右叶的发生率较高。

三、肝囊肿是怎么形成的

先天性肝囊肿：目前认为先天性肝囊肿的发病主要与胚胎时期肝内胆管板发育不良，胆管上皮细胞异常扩增，胆管畸变堵塞，管腔增大，持续分泌液体导致管腔内容物滞留有关。

多囊肝：形成的机制目前尚未完全明确，目前认为主要是由于致病基因发生胚系突变，导致胆管发育的重要相关蛋白功能异常，出生后相关基因可能发生体细胞突变，导致功能基因发生杂合性缺失，功能完全丧失。

四、肝囊肿有什么症状和危害

多数肝囊肿病程发展缓慢，临床症状常隐匿且不典型，较小的囊肿可终身无症状，较大则可表现为右上腹胀痛、右上腹包块、消化不良、肝大等。部分囊肿因继发感染，可有肝脓肿的表现（高热、腹痛、白细胞增高等），多见于老年人。

多囊肝为遗传性疾病，大部分与多囊肾并存，临床上常无症状。严重的多囊肝因大部分肝实质失去功能可导致肝功能衰竭。少部分患友可能自身机体的囊肿出现破裂，或是囊内发生出血，从而引发其机体腹部出现剧烈疼痛。当带蒂囊肿出现扭转时，也会导致突发性上腹疼痛的发生。

第二节　肝囊肿的诊断和治疗

一、怎样确诊肝囊肿

肝囊肿的诊断主要依靠影像学检查，B超常作为囊肿定性的首选检查，超声影像下可发现囊肿部位表现为液性暗区。CT检查肝囊肿对手术的指导作用优于B超，特别是对于需要进行手术治疗的巨大肝囊肿患友，CT检测是很有价值和必要的。

二、肝囊肿如何治疗

肝囊肿一旦确诊，是否需手术及具体手术方式应视具体情况而定。一般认为直径小于5cm的，无临床症状的可不需要治疗，因肝囊肿恶变的可能性很小，可采用B超随访，如发现囊肿进行性增大或者发生感染，根据具体情况采取治疗措施。

1. 手术指征

出现以下情况可考虑手术治疗。

① 当囊肿直径大于5cm，临床虽无症状，仍可考虑手术治疗。

② 瘤体较小，而诊断不明确，恶性肿瘤不能排除者，应该积极手术探查。

③ 巨大肝囊肿，直径大于10cm。

④ 肝囊肿继发感染，出现肝区疼痛、发热、白细胞升高等。

⑤ 肝囊肿继发出血，少数患友囊肿壁的血管出现自发破裂出血。

⑥ 囊肿扭转者：悬垂型囊肿扭转后因缺血坏死会产生剧烈疼痛，手术是唯一有效的治疗方法。

2. 手术方式

包括囊肿穿刺抽液术、囊肿开窗术、囊肿引流术以及囊肿切除术。

① 囊肿穿刺抽液术：主要用于表浅肝囊肿治疗，其是依靠超声定位引导，经皮穿刺吸出囊液。由于不需要开展剖腹术，受到临床认可。

② 囊肿开窗术：是实施剖腹术后，切除囊壁部分，将囊液吸净，止血后开放囊肿，其主要应用于对单纯性大囊肿开展治疗，可取得不错的治疗效果。

③ 囊肿引流术：是手术切除部分肝脏囊肿的囊壁，将囊液引流，并放置引流管，是治疗大的肝脏囊肿的常用手术方法。

④ 囊肿切除术：是手术完整切除肝脏整个囊肿，适用于易继发感染、破溃的囊肿。

第三节　肝囊肿患友日常注意事项

肝囊肿患友在日常生活中需要注意以下几点。

① 合理饮食：在气温变化较大的季节，冷暖刺激可导致机体抵抗力降低，需补充优质蛋白质食品及提高免疫力的食物，如鸡蛋、鱼肉、牛奶、山药、蜂蜜等。

② 运动锻炼：可进行适当的锻炼，如散步、慢跑、太极等，但不要剧烈运动，避免磕碰、撞击肝囊肿部位，以免发生囊肿破裂。

③ 调养精神：保持乐观积极的心态，不要抑郁和暴怒，不要过分劳累，以免加重肝脏负担。

（朱文雅）

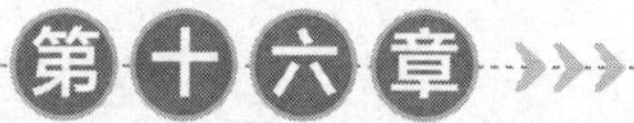

肝内钙化灶

第一节 什么是肝内钙化灶

一、肝内钙化灶的概念

肝内钙化灶是指在B超或CT图像上肝脏内出现类似结石一样的强回声或高密度影像。肝内钙化灶的成因多是因为肝实质细胞在炎症后留下的瘢痕。钙化一般形容的是局部组织中的钙沉积和硬化，比如动脉斑块钙化，或者骨骼钙化等。多发于20岁至50岁人群。通常情况下，只会出现单个钙化灶，很少有左右两个肝脏同时出现钙化灶的情况，而且一般情况下，右肝的患病概率要高于左肝。

二、肝内钙化灶是怎么形成的

肝内钙化灶形成的主要原因包括以下几点。

① 肝内慢性炎症或者创伤，尤其见于肝脏结核或者肝脓肿的患友。

② 寄生虫感染，如肝包虫病、血吸虫病。

③ 先天性因素。在肝实质形成的非特异性钙化灶，部分患友在胎儿时期就已形成。

④ 肝炎、肝囊肿等疾病相关。肝炎患友的肝内钙化发病率比

健康人群要高，但与患病时间长短、患友年龄基本无关。

第二节 肝内钙化灶的诊断与治疗

一、肝内钙化灶怎么明确诊断

对于肝内钙化灶而言，腹部 B 超是首选的检查方法，既经济也方便。可以观察肝内钙化灶的部位、大小，同时检查有无其他疾病发生。

二、肝内钙化灶与肝内胆管结石的鉴别

肝内钙化灶要注意和肝内胆管结石相区别。如果影像学检查显示为多个钙化灶，而且集中位于肝内胆管之中，可能为胆管结石，这个需要进一步的确诊。但如果是直径超过 3cm 的钙化灶，有可能是转移到肝区的癌组织，可以通过 CT、核磁共振做进一步的确认。因此，小的、单发的一般是没有问题的，大的、多发的需要进一步明确诊断。

三、肝内钙化灶需要治疗吗

肝内钙化灶常见情况是肝病局部炎症愈合后留下的“疤痕”，一般来说是不需要治疗的。

肝钙化灶通常都是长期稳定存在，虽然不会自行消退，但一般也不会继续发展。而且大多数的肝钙化灶体积都很小，并不会给身体带来不利的影响，可以不进行治疗。不过要定期进行 B 超检查以及随访观察。

第三节　肝内钙化灶日常调理

① 多喝水：喝水既能够补充体液，又可以增强血液循环以及促进身体的新陈代谢。除此之外，多喝水还能够促进消化吸收以及排除废物，减少各种代谢毒素对肝脏所造成的损害，防止肝内钙化灶的病情发展，也有助于预防患上其他的肝脏疾病。

② 健康饮食：多吃新鲜水果蔬菜，多吃优质蛋白食物，提高免疫力。

③ 戒烟戒酒：香烟当中的有毒物质以及酒精都会增加肝脏的负担，对肝脏健康没有好处。若是已经出现了肝钙化灶，最好是能戒烟戒酒，减少肝脏的负担。

④ 保持心情舒畅：对于有肝内钙化灶的患友来说，保持心情舒畅也是非常重要的。在生活中要做到少生气，如果说平时的压力比较大，可以通过一些方法来缓解，比如听一些舒缓的音乐或者是和家人朋友倾诉。如果心情抑郁，会严重影响肝功能，甚至还会导致旧病复发。

（杨　盼）

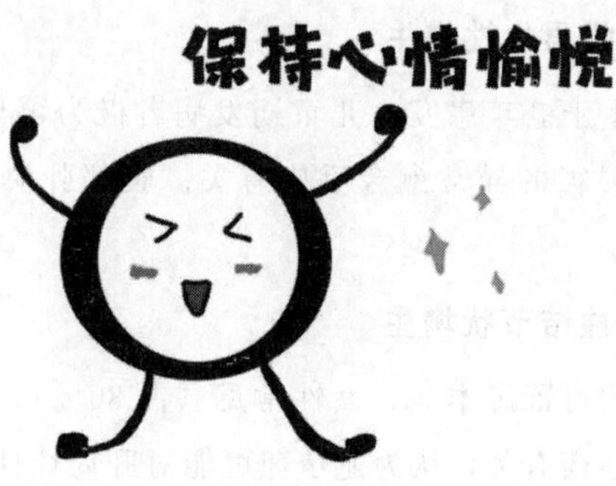

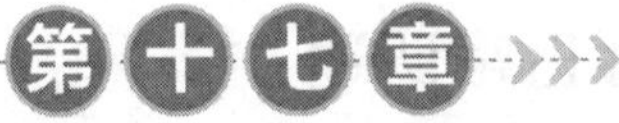

第十七章 肝结节

第一节　什么是肝结节

一、肝结节的概念

肝结节是一个泛称，是一类疾病的统称，通俗来讲就是肝脏上面长了一个或者多个疙瘩，由于各种因素导致的肝脏纤维组织增生并且引起肝小梁排列紊乱所形成。当乙肝患友出现严重肝损伤时，很可能就会有肝结节的症状出现，患友的身体一旦出现了结节，就说明肝脏已经开始纤维化了。

二、肝结节有哪些分类

肝结节状病灶分为肝结节状再生性增生、肝局灶性结节状增生、肝部分结节样变、肝硬化、肝腺瘤。

1. 肝结节状再生性增生

本病常发生于老年患友，儿童期发病者极为罕见。病因未明，可能与肝脏对损害的异常愈合反应有关。腹部肿块为常见的临床表现。

2. 肝局灶性结节状增生

任何年龄均可罹患本病，女性常见（占 80%）。许多报告认为本病与口服避孕药有关，认为避孕药可能对肝局灶性结节状增生细胞有营养作用，口服避孕药的妇女易发生肝局灶性结节状增生破裂和出血。确诊必须靠病理检查，但不提倡穿刺活检。

3. 肝部分结节样变

属罕见病。结节发生在肝门周围，可能引起门静脉高压。其余部分的肝组织属正常或有萎缩，肝功能正常。细针抽吸活检对诊断无益。本病病因未明。

4. 肝硬化

一种常见的慢性肝病，可由一种或多种原因引起肝脏损害，肝脏呈进行性、弥漫性、纤维性病变。该病早期无明显症状，后期则出现一系列不同程度的门静脉高压和肝功能障碍，直至出现上消化道出血、肝性脑病等并发症死亡。

5. 肝腺瘤

亦称肝细胞腺瘤，是较少见的肝脏良性肿瘤。

第二节　肝结节的检查与治疗

一、肝结节相关的检查

当肝脏发现结节后，应进一步检查明确结节的性质，如增强 CT 或增强 MRI 扫描，必要时可以对肝脏结节进行穿刺，进行病理学的诊断。如果患友肝脏形态发生改变，或者有慢性肝病，需进行肝脏功能、凝血指标及肝炎病毒的筛查，确定肝病的具体病因和肝功能。

二、肝结节有哪些临床表现及危害

常见的症状包括以下几点。

① 肝区不适：可偶然感到右上腹不适，包括胀痛、牵拉感等，

一般比较轻微，持续时间较短，并且大多可以自行缓解。

② 消化不良：患友可出现一过性、短暂的消化不良，如腹胀、胃口不佳、嗳气等，一般均可自行消退。

③ 乏力：部分患友可出现乏力、精神不佳、不愿意活动、睡眠增多等精力减退的表现。

三、肝结节的治疗

良性肝结节一般不会发生恶变，短时间内也不会出现迅速增长，一般不需要进行特殊治疗，对寿命及生活治疗几乎没有影响，但是需要定期复查。

恶性肝结节表现为生长迅速，需要明确诊断，并进行积极的治疗。

第三节　肝结节的注意事项与预防

一、肝结节要注意的事项有哪些

① 有肝性脑病的患友应该注意蛋白质的摄入量，应摄入低蛋白饮食。

② 进食切勿过饱，以八成饱最佳，而且要减少进食前后汤的摄入量。

③ 注意不要空腹进食蔬果，最好选择比较新鲜的蔬菜和水果。

④ 在调理过程中，所选择的食物都要新鲜且干净，以免出现腹泻等情况导致肠道感染而后加重病情。

⑤ 所选的饮食不要过于粗糙，以免诱发静脉曲张而使食道破裂出血。

⑥ 不要有心理负担，要保持积极乐观的心态来面对生活。

二、肝结节如何预防

① 少喝酒或者是戒酒。因为酒精能增强 HBV、性激素等诱发肝癌的作用，有促进或者是强化致癌物的作用。

② 注射乙肝疫苗。注射乙肝疫苗是预防肝炎、肝癌最重要的措施，除此之外，还要注意日常用品以及卫生制品要遵循一人一物的原则，不可交替使用。

③ 定期体检。如果家族中有人有患过肝癌或者是其他类型的疾病史，那家族里的其他成员就要格外警惕。除了之前所说的对策以外，还要养成定期去医院检查的好习惯。

（张梦琪）

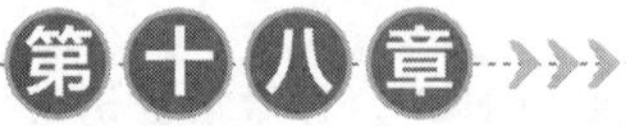

第十八章 药物性肝损伤

一、什么是药物性肝损伤

药物性肝损伤（DILI），是指由各类处方或非处方的化学药物、生物制剂以及传统中药、天然药、保健品、膳食补充剂及其代谢产物乃至辅料等所诱发的肝损伤。临床上可表现为急性或慢性肝病。

二、药物性肝损伤常见吗

根据目前最新的流行病学研究显示，DILI 占非病毒性肝病的 20%～50%，占暴发性肝衰竭的 13%～30%，在西方发达国家患病率为 1/10 万～20/10 万。我国急性 DILI 诊断病例逐年上升，急性 DILI 患友约占急性肝损伤住院患友的 20%。传统中草药和膳食补充剂以及抗结核药是我国 DILI 的主要原因。

三、哪些情况下容易出现药物性肝损伤

目前 DILI 的危险因素主要包括高龄、女性、妊娠、饮酒、联合使用药物、合并慢性肝病、合并艾滋病等。

① 高龄，对 DILI 发病率的影响可能源于老年人服用更多药物，增加了特定药物的易感性，且高龄因素会对 DILI 表型产生影响。

② 女性，是某些特定药物相关 DILI 的危险因素，如米诺环素和呋喃妥因，女性服用后更易发生急性肝损伤。

③ 妊娠状态，可能也是发生 DILI 的一大高危因素，临床上更重要的是区分妊娠期 DILI 和妊娠期肝内胆汁淤积症。

④ 慢性乙型肝炎和丙型肝炎，被认为是抗 HIV 和抗结核治疗相关 DILI 的危险因素。

四、目前引起药物性肝损伤的常见药物有哪些

引起药物性肝损伤的常见药物见表 9。

表 9　引起药物性肝损伤的常见药物

药物分类	引起药物性肝损伤的常见药物
非甾体类抗炎药	对氨基水杨酸钠、对乙酰氨基酚、布洛芬、吲哚美辛、双氯芬酸、阿司匹林
抗感染药物（含抗结核药物）	利福平、吡嗪酰胺、链霉素、异烟肼、青霉素、苯唑西林、氨苄西林、哌拉西林、阿莫西林、头孢唑林、头孢拉定、头孢氨苄、头孢呋辛、头孢曲松、头孢他啶、阿米卡星、庆大霉素、多西环素、米诺环素、红霉素、阿奇霉素、克拉霉素、克林霉素、磷霉素、复方甲噁唑、磺胺嘧啶、诺氟沙星、环丙沙星、左氧氟沙星、莫西沙星、甲硝唑、替硝唑、氨苯砜、氟康唑、两性霉素B、伊曲康唑、阿昔洛韦、更昔洛韦、奥司他韦、恩替卡韦、利巴韦林、氯喹、羟氯喹、伯氯喹、乙胺嘧啶
抗肿瘤药物	环磷酰胺、环孢素、异环磷酰胺、白消安、甲氨蝶呤、巯嘌呤、阿糖胞苷、氟尿嘧啶、吉西他滨、顺铂、奥沙利铂、卡铂、维 A 酸、卡培他滨
中枢神经系统用药	奥卡西平、卡马西平、金刚烷胺、苯海索、溴隐亭、苯妥英钠、苯巴比妥、拉莫三嗪、氟哌啶醇、氯氮平、利培酮、喹硫平、氟西汀、多塞平、米氮平、文拉法辛、地西泮、艾司唑仑、唑吡坦、咪达唑仑
心血管系统用药	胺碘酮、硝普钠、缬沙坦、卡托普利、赖诺普利、依那普利、美西律、阿替洛尔、硝苯地平、地尔硫䓬、普萘洛尔、美托洛尔、艾司洛尔、拉贝洛尔、非洛地平、波生坦、阿托伐他汀、瑞舒伐他汀、非诺贝特
代谢性疾病用药	胰岛素、二甲双胍、阿卡波糖、利拉鲁肽、瑞格列奈、吡格列酮、西格列汀、利格列汀、甲巯咪唑、丙硫氧嘧啶

续表

药物分类	引起药物性肝损伤的常见药物
激素类药物	甲羟孕酮、胰岛素、甘精胰岛素、他莫昔芬、来曲唑、甲状腺片、左甲状腺素钠、己烯雌酚、尼尔雌醇
生物制剂	英夫利昔单抗、曲妥珠单抗、培美曲塞、干扰素β-la/lb
膳食补充剂（TCM-NM-HP-DS）	何首乌、薄荷、柴胡、黄芪、雷公藤、番泻叶、菊三七、鱼藤、蓖麻子、小柴胡汤、消银片、洋甘菊、葎草花
资料来源：药物性肝损伤基层诊疗指南（2019年）	
抗微生物药物	利福平、阿奇霉素、异烟肼、克拉霉素、左氧氟沙星、氟康唑、伊曲康唑、头孢他啶、阿昔洛韦、阿莫西林、头孢呋辛、头孢曲松、更昔洛韦，替卡西林/克拉维酸、头孢羟氨苄、头孢唑啉、头孢克洛、头孢哌酮、头孢噻吟、亚胺培南西司他丁钠、红霉素、罗红霉素、庆大霉素、米诺环素、去甲万古霉素、吡哌酸、环丙沙星、呋喃妥因、甲硝唑、替硝唑、丙硫异烟胺、帕司烟肼、伏立康唑、利巴韦林等
中药类	雷公藤多苷、血脂康、小金丸、追风透骨丸、复方青黛丸、脉络宁、鳖甲煎丸、六味安消、壮骨关节丸、消核片、松龄血脉康、西黄丸、桃红清血丸、正天丸、大黄䗪虫丸、龙胆泻肝丸、双黄连口服液、生精胶囊、骨疏康、珍宝丸、痔血胶囊、骨康、癣必舒、降脂片、仙灵骨葆、胃痛定、九郡败毒丸、银屑敌、通栓灵1号、降压宝、鹿茸红参胶囊、4号蜜丸、跌打止痛类中成药 含土茯苓汤剂，含何首乌汤剂，含藏红花汤剂，含全蝎、僵蚕、白附子汤剂，795和792号汤剂 土三七，溪黄草，何首乌、昆明山海棠、千里光、苍耳子、艾叶、蓖麻子、一叶秋、油桐子、黑面叶、相思子、望江南子、野百合、鱼藤、合欢皮、猪屎豆、苦楝子、苦楝皮、贯众、钩吻、及己、黄药子、藤黄、大风子、常山、薄荷、棉花子、喜树、马桑叶、冬青叶、地榆、小柴胡汤、麻黄、石蚕属植物、金不换、大白药、阔叶灌丛叶、鼠李糖、番泻叶、芫花、土荆茶、萱草根、丁香、天花粉
激素、抗甲状腺及降糖药物	泼尼松、甲泼尼龙、妊马雌酮、孕三烯酮、甲巯咪唑、丙硫氧嘧啶、格列喹酮、二甲双胍、格列吡嗪等

续表

药物分类	引起药物性肝损伤的常见药物
抗肿瘤药物	环磷酰胺、甲氨蝶呤、吡柔比星、阿柔比星、紫杉醇、门冬酰胺酶、索拉非尼、多西他赛、长春地辛、长春瑞滨、阿糖胞苷、氟尿嘧啶、氟达拉滨、奥沙利铂、舒尼替尼、阿那曲唑、托瑞米芬、曲妥珠单抗、亚砷酸、替吉奥、CHOP 方案(环磷酰胺＋阿霉素＋长春新碱＋泼尼松)等
循环系统用药	辛伐他汀、阿托伐他汀钙、非诺贝特、吉非贝齐、氟伐他汀、洛伐他汀、普伐他汀、瑞舒伐他汀、阿昔莫司、藻酸双酯钠、氟桂利嗪、胺碘酮、硝酸异山梨酯、吲达帕胺、复方利血平氨苯蝶啶、1,6-二磷酸果糖等
神经系统用药	对乙酰氨基酚、别嘌醇、布洛芬、卡马西平、阿司匹林、安乃近、双氯芬酸、洛索洛芬、美洛昔康、尼美舒利、去痛片、复方氨酚烷胺片(含对乙酰氨基酚)、氨咖黄敏胶囊(含对乙酰氨基酚)、苯溴马隆、地西泮、米氮平、氯美扎酮等
调节机体免疫功能药物	环孢素(15)、吗替麦考酚酯、他克莫司(各 2)、西罗莫司、硫唑嘌呤、来氟米特、干扰素等
血液系统用药	低分子肝素、噻氯匹定、尿激酶、蚓激酶等
消化系统用药	西咪替丁、美沙拉嗪等
其他	坦洛新、依达拉奉、异维 A 酸、阿法骨化醇、阿苯达唑等
	资料来源:药物性肝损伤专业网(Hepatox. org)

五、发生了药物性肝损伤该怎么办

应该立即停用已知或可疑的药物，同时尽快到医院就诊，并尽量将近期服用的药物带到医院，便于医生寻找病因。

六、如何预防药物性肝损伤的发生

尽量少用或不用肝毒性药物，是避免发生药物性肝损伤的根本办法。

对易感患友，用药更应谨慎，尽量少用药。对必须用药者，要遵从医嘱，切莫擅自加大药量或延长用药时间。

用药期间要定期进行肝功能检测，并加强对患友的安全用药健康教育，促使患友对药物性肝损伤保持警觉性。

（程齐齐）

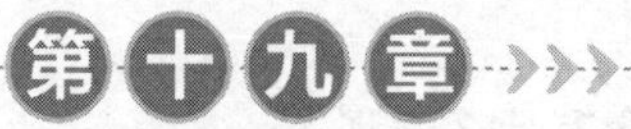

肝病患友日常如何预防肾损伤

一、什么是肾损伤

肾损伤包括急性肾损伤（AKI）和慢性肾脏病（CKD）。

AKI是一组以肾功能迅速下降为特点的临床综合征。

CKD是指肾损害病程≥3个月，有或者无肾小球滤过率（GFR）下降，肾损害包括血尿成分异常，或者肾脏影像学检查异常。

二、哪些食物容易发生肾损伤

1. 日常生活中哪些食物可以引起肾损害?

① 生物毒性引起的肾损伤：包括含有马兜铃酸的植物、毒蕈（含有毒蕈碱）、鱼胆、黄夹竹桃、毒长春藤等。

② 长期服用被重金属污染的水或食物，或者长期接触重金属，包括汞、镉、异丙醇、乙二醇、砷等。

③ 具有肾毒性的生产性化学物质：有机溶剂（卤代烃、芳香烃、亚硝胺、偶氮染料、硝基及亚硝基染料等）。

④ 过敏体质的患友，食用过敏食物如鱼、虾、海鲜、芒果等，或者接触过敏物质如花粉、粉尘等，可因为过敏反应而引起肾脏损害。

⑤ 高尿酸血症的患友长期高嘌呤饮食（包括动物内脏、海鲜、酒类、肉汤等）会造成慢性肾脏损害。

2. 食用肾毒性食物后引起肾损伤会有什么表现？

① 急性肾损伤表现：可出现肉眼血尿、茶色（酱油色）尿、蛋白尿、伴肾区不适或者绞痛，突发性少尿或者无尿，严重者可快速进展为急性肾衰竭。

② 慢性肾损伤表现：常常未见突出的临床表现，可表现为无症状性蛋白尿，肾功能严重减退者可出现乏力、贫血、高血压等症状表现，检查可见肾小管功能障碍，血肌酐升高等。

（郑林峰）

三、哪些药物容易出现肾损伤

1. 什么是药物性肾损伤？

俗话说“是药三分毒”，药物是一把双刃剑，在治疗疾病的同时也有可能对我们的健康带来损害。很多药物都是要通过肾脏代谢的，因药物引起的肾脏损害，称为药物性肾损伤。

2. 哪些药物会引起肾损伤呢？

① 抗生素：抗生素，就是老百姓常说的“消炎药”，是最常引起肾损伤的原因之一，占药物性肾损伤的半数。常见的有氨基糖苷类（庆大霉素、链霉素等）、青霉素类、头孢类、喹诺酮类（诺氟沙星、左氧氟沙星等）、抗结核药物、抗病毒药物等。

② 中药：中药在我国应用有悠久历史，在各类疾病的防治中应用广泛，临床疗效得到充分肯定，但其也有一定的毒副作用。常见的中药如马兜铃、关木通、青木香、广防己等，证实有一定的肾毒性。此外，蛇毒、斑蝥、砒霜等都被报道有肾毒性。

③ 解热镇痛药物：常见比如阿司匹林、吲哚美辛、对乙酰氨

基酚、布洛芬等药物，也包括许多消炎止痛复发制剂，如去痛片等。

④ 造影剂：常见的造影剂为2,4,6-三碘丙酸衍生物。

⑤ 抗肿瘤药物：肿瘤患友常用的顺铂、卡铂、甲氨蝶呤等及部分靶向药物，引起的肾损伤也在不断出现。

3. 药物引起的肾损伤是否有共同点?

不同药物引起的肾损伤表现各异，但具有一些共同特点。

① 药物导致的急性肾损害通常表现为一次或者连续用药数日后出现急性肾衰竭，出现血尿、酱油色尿，突发性少尿甚至无尿。

② 药物导致的慢性肾损害常在长期持续或者反复间断用药后缓慢起病，表现为逐渐出现的多尿或夜尿增多、电解质紊乱、代谢性酸中毒，甚至慢性肾衰竭。

四、肝病患友如何预防肾损伤

科学合理用药，预防肾损伤。据报道，能引起药物性肾损伤的药物超过200种，某些有毒成分科学使用甚至可以治疗肾病。因此，药物是否引起肾损伤，取决于什么时候用、给谁用、怎么用，建议：①一定要在医生的指导下用药，避免滥用药物，同时定期检测肾功能情况；②易感人群如老年人、儿童、肿瘤患友，注意按年龄、体重、病情调整用药剂量；③某些特殊情况必须选用肾损伤药物时，应多饮水，促进药物代谢和排泄。

一旦发生药物性肾损伤，应立即停用可疑药物，尽早就医。

（梅文娟）

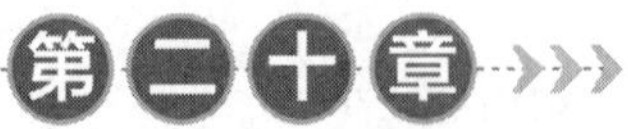

肝病患友遇上痛风怎么办

一、什么是痛风

痛风是嘌呤代谢紊乱和（或）尿酸排泄障碍所致的一组疾病，其临床特征为血清尿酸升高，反复发作性急性关节炎，痛风石及关节畸形，尿酸性肾结石，肾小球、肾小管、肾间质及血管性肾脏病变等。

当血尿酸超过其在血液或组织液中的饱和度，可在关节局部形成尿酸钠晶体并沉积，诱发局部炎症反应和组织破坏，即为痛风。

二、痛风有哪些临床表现

① 痛风性关节炎常见，常常首发于第一跖趾关节，或踝、膝等关节，多在午夜或清晨突然起病，关节剧痛，数小时内受累关节出现红、肿、热、痛和功能障碍。

② 痛风石是痛风的特征性临床表现，外观为大小不一的、隆起的白色赘生物，破溃后排出白色粉状或糊状物。

③ 出现痛风性肾病、尿酸性肾石病、急性肾衰竭等相关临床表现。

三、如何发现痛风

早期可无明显症状，可通过血液检测发现波动性或持续性高尿酸血症，后期可出现反复发作的急性关节炎、痛风石及慢性关节炎等表现。

四、肝病和痛风会同时出现吗

肝病与痛风会同时出现，肝病可能会导致痛风，痛风也有可能导致肝损伤。痛风是由于嘌呤代谢异常，尿酸水平升高，导致尿酸堆积，以晶体的形式存在于关节处，使关节出现红、肿、热、痛的症状。肝功能损伤会导致身体代谢出现异常，尿酸无法正常代谢，堆积在体内，就会可能引起痛风。而痛风患者因代谢异常、不良习惯、服用药物等原因，比如血尿酸含量高、酗酒、工作压力大、服用治疗疾病的药物等，都会加大肝脏解毒的负担，从而导致肝损伤。

五、痛风能治愈吗

痛风是一种严重的慢性疾病，可导致生活质量下降，预期寿命降低。

痛风是最难治的可治愈性疾病。痛风能治愈，是因为血尿酸水平偏高是痛风发作的主要原因，将这个水平降低到合适的范围，可以使得尿酸结晶溶解，痛风发作的频率也就降低了，甚至可能不会再发作。但是痛风又是最难治愈的，因为要使得血尿酸水平控制在合适的范围并不是简单的事情，降尿酸的措施有很多，可能需要长期甚至终身坚持才可能避免痛风发作。

六、肝病患友的痛风应该如何治疗

① 非药物治疗：包括限酒，减少高嘌呤饮食摄入，防止剧烈运动和突然受凉，减少富含果糖饮料摄入，大量饮水（每日 2000mL 以上），控制体重，增加新鲜蔬菜摄入，规律饮食和作息，规律运动，禁烟。

② 药物治疗：急性痛风关节炎可使用秋水仙碱、非甾体类抗炎药（如吲哚美辛、双氯芬酸等）、糖皮质激素，上述药物对于急性期关节疼痛具有良好疗效。

发作间歇期及慢性期的处理：别嘌醇、非布司他、苯溴马隆等药物。

需要注意的是，不管是痛风急性发作期使用的非甾体类消炎止痛药，还是痛风缓解期使用的降尿酸药物，均经过肝脏代谢，而肝病患友的肝功能欠佳，故需要在临床医生的指导下，严格、规范地用药。

七、日常饮食应该注意些什么

① 饮酒容易诱发痛风（尤其啤酒），痛风患友应严格限制饮酒或禁酒。

② 限制嘌呤饮食，高嘌呤饮食如动物内脏（肝、肾、脑、脾、肠等）、部分水产品（如沙丁鱼、带鱼、鲢鱼、凤尾鱼等）、浓肉汤、浓鱼汤、海鲜火锅汤；中高嘌呤饮食如猪、牛、羊、鸡鸭肉等，部分水产品如鲈鱼、草鱼、鲫鱼、螃蟹、鲤鱼等，干豆类如黄豆、黑豆、绿豆等。

③ 多饮水，勤排尿，限盐。

八、血尿酸应控制在什么水平

建议痛风患友控制血尿酸在360μmol/L以下，可有效延缓疾病的进展及相关并发症的发生。

（马仕鹏）

常用食物含铜量（100mg/100g）

食物名称	含铜量	建议	食物名称	含铜量	建议
粮食（干）			豆类（干）		
标准粉	0.42	少食	黄豆（平均）	1.40	禁食
富强粉或特一粉	0.26	可食	豆奶粉（平均）	5.57	禁食
麦胚粉	0.83	禁食	豆腐皮	1.86	禁食
麦麸皮	2.03	禁食	腐竹	1.13	禁食
挂面（平均）	0.39	少食	绿豆	1.03	禁食
面条（平均）	0.17	可食	蚕豆	0.99	禁食
玉米面（黄）	0.35	少食	扁豆	1.27	禁食
玉米面（白）	0.23	可食	豇豆	2.10	禁食
粳米（标一）	0.19	可食	豌豆	0.57	禁食
籼米（标一）	0.23	可食	鲜根菜类		
糯米（平均）	0.11	可食	萝卜（平均）	0.04	可食
大麦	0.63	禁食	胡萝卜（红）	0.08	少食
青稞	5.03	禁食	胡萝卜（黄）	0.03	可食
小米	0.54	禁食	苤蓝	0.02	可食
黄米	0.90	禁食	甜菜根	0.15	禁食
高粱米	0.53	禁食	地瓜	0.07	少食
荞麦面	0.89	禁食	山药	0.24	禁食
薏米	0.29	可食	芋头	0.37	禁食

续表

食物名称	含铜量	建议	食物名称	含铜量	建议
马铃薯	0.12	少食	蒜苗	0.05	可食
红薯	0.17	禁食	青蒜	0.05	可食
鲜豆类			蒜黄	0.09	少食
扁豆	0.12	少食	大葱	0.08	少食
蚕豆	0.39	禁食	大葱(红皮)	0.34	禁食
豆角	0.15	禁食	洋葱头	0.05	可食
荷兰豆	0.06	少食	韭菜	0.08	少食
龙豆	0.35	禁食	韭黄	0.10	少食
四季豆	0.11	少食	韭苔	0.05	可食
豇豆	0.14	禁食	青白菜	0.04	可食
黄豆芽	0.14	禁食	小白菜	0.07	少食
绿豆芽	0.10	少食	乌菜	0.13	少食
豌豆苗	0.20	禁食	油菜	0.06	少食
鲜茄瓜类			白菜苔	0.18	禁食
茄子(平均)	0.10	少食	油菜苔	0.18	禁食
西红柿	0.06	少食	卷心菜	0.04	可食
辣椒	0.11	少食	花椰菜	0.05	可食
生瓜	0.03	可食	西兰花	0.03	可食
冬瓜	0.07	少食	雪里红	0.08	少食
佛手瓜	0.02	可食	芥菜(平均)	0.08	少食
葫芦(长)	0.04	可食	菠菜	0.10	少食
黄瓜	0.05	可食	红苋菜	0.07	少食
苦瓜	0.06	少食	苋菜	0.13	少食
南瓜	0.03	可食	苦菜	0.17	禁食
丝瓜	0.06	少食	萝卜缨	0.04	可食
鲜葱韭菜类			木耳菜	0.07	少食
大蒜头	0.22	禁食	芹菜茎	0.09	少食

续表

食物名称	含铜量	建议	食物名称	含铜量	建议
芹菜叶	0.99	禁食	蕨菜	0.16	禁食
油麦菜	0.08	少食	鲜水果类		
生菜	0.03	可食	苹果	0.06	少食
甜菜叶	0.19	禁食	梨	0.10	少食
芫荽	0.21	禁食	库尔勒梨	2.54	禁食
茼蒿	0.06	少食	软梨	4.69	禁食
小茴香	0.04	可食	酸梨	4.46	禁食
荠菜	0.29	禁食	山楂	0.11	少食
莴笋	0.07	少食	海棠	0.11	少食
空心菜	0.10	少食	桃	0.05	可食
竹笋	0.09	少食	李子	0.04	可食
百合	0.34	禁食	杏	0.11	少食
黄花菜	0.37	禁食	枣	0.06	少食
芦笋	0.07	少食	樱桃	0.10	少食
鲜水生根茎果类			葡萄	0.10	少食
慈菇	0.22	禁食	石榴	0.14	禁食
棱角	0.18	禁食	柿子	0.06	少食
藕	0.11	少食	无花果	0.01	少食
水芹菜	0.10	少食	草莓	0.04	可食
茭白	0.06	少食	猕猴桃	1.87	禁食
荸荠	0.07	少食	柑橘	0.04	可食
嫩姜	0.03	可食	芦柑	0.10	少食
洋姜	0.19	禁食	柚子	0.18	禁食
野菜类			柠檬	0.14	禁食
香椿菜	0.09	少食	福桔	0.13	少食
野蒜	0.03	可食	金桔	0.07	少食
菱蒿	0.05	可食	芭蕉	0.10	少食

续表

食物名称	含铜量	建议	食物名称	含铜量	建议
菠萝	0.07	少食	杏仁	1.11	禁食
桂圆	0.10	少食	腰果	1.43	禁食
荔枝	0.16	禁食	榛子	2.00	禁食
芒果	0.06	少食	干种子类		
木瓜	0.03	可食	芝麻	1.60	禁食
香蕉	0.14	禁食	花生仁	0.89	禁食
杨梅	0.12	少食	葵花籽仁	0.56	禁食
椰子	0.19	禁食	南瓜籽仁	1.11	禁食
枇杷	0.06	少食	西瓜子	1.82	禁食
瓜类			芡实米	0.63	禁食
哈密瓜	0.01	可食	鲜肉类		
香瓜	0.04	可食	猪肉(平均)	0.06	少食
西瓜	0.05	可食	猪肉(肥)	0.05	禁食
白金瓜	0.08	少食	猪肉(瘦)	0.11	少食
薯类			猪肝	0.65	禁食
马铃薯粉	1.06	禁食	猪肾	0.58	禁食
红薯片	0.5	少食	猪脑	0.32	禁食
各种淀粉	0.05	可食	猪舌	0.18	禁食
藕粉	0.22	可食	猪心	0.37	禁食
魔芋精粉	0.17	可食	猪肺	0.08	少食
粉丝	0.05	可食	猪大肠	0.06	少食
粉条	0.18	可食	猪蹄	0.09	少食
干坚果类			猪肚	0.10	少食
核桃	1.17	禁食	猪头皮	0.08	少食
栗子(干)	1.34	禁食	牛里脊肉	0.11	少食
白果	0.45	少食	牛腑肋肉	0.07	少食
松子	1.21	禁食	牛腿肉	0.11	少食

续表

食物名称	含铜量	建议	食物名称	含铜量	建议
牛肚	0.07	少食	鹅(平均)	0.43	禁食
牛肝	1.34	禁食	火鸡(平均)	0.45	禁食
羊瘦肉	0.12	少食	鸽	0.24	禁食
羊肝	4.51	禁食	鹌鹑	0.10	少食
驴肉(瘦)	0.23	禁食	牛奶	0.02	可食
马肉	0.15	禁食	羊奶	0.04	可食
狗肉	0.14	禁食	鸡蛋白	0.05	可食
兔肉	0.12	少食	鸡蛋黄	0.25	禁食
真菌类			洋鸡蛋	0.07	少食
磨菇(干)	1.05	禁食	土鸡蛋	0.32	禁食
木耳(干)	0.32	少食	鸭蛋	0.11	少食
香菇(干)	1.03	禁食	鸭蛋白	0.08	少食
银耳(干)	0.08	可食	鸭蛋黄	0.16	禁食
藻类			鹅蛋	0.09	少食
海带(干)	0.14	少食	鹅蛋白	0.05	可食
紫菜(干)	1.68	禁食	鹅蛋黄	0.25	禁食
发菜(干)	0.93	禁食	鹌鹑蛋	0.04	可食
豆制品			鲜鱼虾蟹贝类		
豆腐(平均)	0.27	禁食	鳙鱼	0.07	少食
豆腐干(平均)	0.77	禁食	青鱼	0.06	少食
千张	0.46	禁食	草鱼	0.05	可食
素鸡	0.27	禁食	胡子鲇	0.04	可食
烤麸	0.25	禁食	黄鳝	0.04	可食
鲜禽肉蛋奶类			鲤鱼	0.06	少食
鸡(平均)	0.07	少食	罗非鱼	0.05	可食
乌鸡骨	0.26	禁食	泥鳅	0.09	少食
鸭(平均)	0.21	禁食	黑鱼	0.05	可食

续表

食物名称	含铜量	建议	食物名称	含铜量	建议
鲢鱼	0.06	少食	淡菜	0.13	少食
鳊鱼	0.07	少食	蛤蜊	0.11	少食
鳗鱼	0.18	禁食	螺	1.05	禁食
鳜鱼	0.10	少食	海参	0.05	可食
带鱼	0.08	少食	海蜇皮	0.12	少食
黄鱼	0.04	可食	乌贼	0.69	禁食
橡皮鱼	0.10	少食	鱿鱼	0.45	禁食
沙丁鱼	0.02	可食	章鱼	0.25	禁食
针鱼	0.02	可食	植物油		
马鲛鱼	0.37	禁食	各种色拉油	0.05	可食
比目鱼	0.02	可食	精致菜油	0.03	可食
鲈鱼	0.05	可食	精制麻油	0.03	可食
凤尾鱼	0.11	少食	其他		
海鲳鱼	0.14	禁食	麦片	0.44	禁食
香鲮鱼	0.05	可食	薯片	0.28	禁食
鳕鱼	0.01	可食	甘蔗汁	0.14	禁食
鲑鱼	0.03	可食	浓缩桔子汁	0.15	禁食
鱼子酱	0.60	禁食	巧克力	0.23	禁食
各种虾	0.34～3.46	禁食	各种果脯	0.12～10.4	禁食
海蟹	1.67	禁食	奶糖	0.14	禁食
河蟹	2.97	禁食	红糖	0.15	禁食
鲍鱼	0.72	禁食	白糖	0.04	可食
蛏子	0.38	禁食	水果糖	0.09	少食
河蚌	0.11	少食	麦乳精	0.26	禁食
牡蛎	8.13	禁食	可可粉	1.45	禁食
扇贝	0.48	禁食			

参考文献

[1] 葛善飞. 感染性疾病临床诊治红宝书［M］. 北京：化学工业出版社，2018.

[2] 张伦理，张文峰，葛善飞. 发热性疾病临床诊治红宝书［M］. 北京：化学工业出版社，2021.

[3] 张伟，邬小萍，葛善飞. 中枢神经系统感染临床诊治红宝书［M］. 北京：化学工业出版社，2020.

[4] 葛善飞，张文峰，向天新. 肝脏疾病临床诊治红宝书［M］. 北京：化学工业出版社，2019.

[5] 孙俊，邬小萍，杨丽霞，等. 核苷（酸）类似物初治慢性乙型肝炎患者发生部分病毒学应答的影响因素分析［J］. 中华临床感染病杂志，2022，15（3）：207-212.

[6] 程齐齐，杨丽霞，王亮，等. 5 个肝豆状核变性家系的临床特征及基因突变分析［J］. 肝脏，2022，27（3）：341-346.

[7] 梁佳圆，杨丽霞，王亮，等. 肝衰竭合并黄曲霉眼内炎 1 例［J］. 中华传染病杂志，2022，40（2）：106-107.

[8] 程齐齐，杨丽霞，徐清浪，等. *R778L* 和 *P992L* 复合突变致肝豆状核变性 2 例［J］. 中华肝脏病杂志，2021，29（12）：1201-1204.

[9] 葛善飞，张伦理，李明. 慢乙肝抗病毒治疗重要性［J］. 肝博士，2019（4）：30-32.

[10] 葛善飞，杨丽霞. 炎症在肝纤维化发生中的作用研究进展［J］. 肝脏，2018，23（6）：546-548.

[11] 葛善飞，丁玲，钟渊斌，等. 抗炎保肝是治疗慢性乙型肝炎的有效手段之一［J］. 肝博士，2018（1）：36-37.

[12] 骆抗先. 好医生在身边：骆抗先浅谈乙肝常识［M］. 上海：上海科学技术出版社，2013.

[13] 中华医学会肝病学分会肝癌学组. HBV/HCV 相关肝细胞癌抗病毒治疗专家共识（2021 年更新版）［J］. 中华肝脏病杂志，2021，29（10）：948-966.

[14] 中华人民共和国国家卫生健康委员会医政医管局. 原发性肝癌诊疗指南（2022 年版）［J］. 中华肝脏病杂志，2022，30（4）：367-388.

[15] 中华医学会肝病学分会. 扩大慢性乙型肝炎抗病毒治疗的专家意见［J］. 中

华肝脏病杂志，2022，30（2）：131-136.

[16] 中华医学会肝病学分会，中华医学会感染病学分会．丙型肝炎防治指南（2019年版）[J]．临床肝胆病杂志，2019，35（12）：2670-2686.

[17] 中华医学会感染病学分会，中华医学会肝病学分会．慢性乙型肝炎防治指南（2019年版）[J]．中华临床感染病杂志，2019，12（6）：401-428.

[18] 中华医学会肝病学分会遗传代谢性肝病协作组．肝豆状核变性诊疗指南（2022年版）[J]．中华肝脏病杂志，2022，30（1）：9-20.

[19] 中华医学会神经病学分会神经遗传学组．中国肝豆状核变性诊治指南2021[J]．中华神经科杂志，2021，54（4）：310-319.

[20] 中华人民共和国国家卫生健康委员会医政医管局．原发性肝癌诊疗指南（2022年版）[J]．中华消化外科杂志，2022，21（2）：143-168.

[21] 中华医学会肝病学分会．自身免疫性肝炎诊断和治疗指南（2021）[J]．中华内科杂志，2021，60（12）：1038-1049.

[22] 中华医学会肝病学分会．原发性硬化性胆管炎诊断及治疗指南（2021）[J]．临床肝胆病杂志，2022，38（1）：50-61.

[23] 中华医学会肝病学分会脂肪肝和酒精性肝病学组，中国医师协会脂肪性肝病专家委员会．酒精性肝病防治指南（2018更新版）[J]．中华肝脏病杂志，2018，26（3）：188-194.

[24] 中华医学会，中华医学会杂志社，中华医学会消化病学分会，等．酒精性肝病基层诊疗指南（2019年）[J]．临床肝胆病杂志，2021，37（1）：36-40.

[25] 中华医学会感染病学分会，中华医学会肝病学分会．慢性乙型肝炎临床治愈（功能性治愈）专家共识[J]．临床肝胆病杂志，2019，35（8）：1693-1701.

[26] 张文宏，张大志，窦晓光，等．聚乙二醇干扰素α治疗慢性乙型肝炎专家共识[J]．中华肝脏病杂志，2017，25（9）：678-686.

[27] 鲁凤民，封波，郑素军，等．核苷（酸）类似物经治的慢性乙型肝炎患者低病毒血症的研究现状[J]．临床肝胆病杂志，2021，37（6）：1268-1274.

[28] 中国肝炎防治基金会，中华医学会感染病学分会，中华医学会肝病学分会．阻断乙型肝炎病毒母婴传播临床管理流程（2021年）[J]．中华肝脏病杂志，2021，29（4）：313-318.

[29] 中华医学会妇产科学分会产科学组，中华医学会围产医学分会．乙型肝炎病毒母婴传播预防临床指南（2020）[J]．中华围产医学杂志，2020，23（5）：

289-298.

[30] 葛均波，徐永健，王辰．内科学［M］．9版．北京：人民卫生出版社，2018.

[31] 李兰娟，任红．传染病学［M］．9版．北京：人民卫生出版社，2018.

[32] 中国肝炎防治基金会，中华医学会感染病学分会，中华医学会肝病学分会和中国研究型医院学会肝病专业委员会．瞬时弹性成像技术诊断肝纤维化专家共识（2018年更新版）［J］．中华肝脏病杂志，2019，27（3）：182-191.

[33] 中华护理学会护理管理专业委员会．针刺伤防护的护理专家共识［J］．中华护理杂志，2018，53（12）：1434-1438.

[34] 王海燕，赵明辉．肾脏病学［M］．4版．北京：人民卫生出版社，2021.

[35] 中华医学会肝病学分会遗传代谢性肝病协作组．肝豆状核变性诊疗指南（2022年版）［J］．中华肝脏病杂志，2022，30（1）：9-20.

[36] 中华医学会神经病学分会神经遗传学组．中国肝豆状核变性诊治指南2021［J］．中华神经科杂志，2021，54（4）：310-319.

[37] 中华医学会，中华医学会杂志社中华医学会消化病学分会，中华医学会全科医学分会，中华医学会《中华全科医师杂志》编辑委员会，消化系统疾病基层诊疗指南编写专家组．药物性肝损伤基层诊疗指南（2019年）［J］．中华全科医师杂志，2020，19（10）：868-875.

[38] Kumar M，Abbas Z，Azami M，et al. Asian Pacific association for the study of liver（APASL）guidelines：hepatitis B virus in pregnancy［J］. Hepatol Int. 2022 Apr，16（2）：211-253.

[39] Eslam M，Sarin SK，Wong VW，et al. The Asian Pacific Association for the Study of the Liver clinical practice guidelines for the diagnosis and management of metabolic associated fatty liver disease［J］. Hepatol Int. 2020 Dec，14（6）：889-919.

[40] Terrault NA，Lok ASF，McMahon BJ，et al. Update on prevention，diagnosis，and treatment of chronic hepatitis B：AASLD 2018 hepatitis B guidance［J］. Hepatology，2018，67（4）：1560-1599.

[41] European Association for the Study of the Liver. European Association for the Study of the Liver. EASL Clinical Practice Guidelines on nutrition in chronic liver disease［J］. J Hepatol. 2019，70（1）：172-193.

[42] European Association for the Study of the Liver. EASL Clinical Practice Guide-

lines on non-invasive tests for evaluation of liver disease severity and prognosis-2021 update [J]. J Hepatol. 2021，75 (3)：659-689.

[43] Saroli Palumbo C，Schilsky ML. Clinical practice guidelines in Wilson disease [J]. Ann Transl Med. 2019，7 (Suppl 2)：S65.

[44] Yoshiji H，Nagoshi S，Akahane T，et al. Evidence-based clinical practice guidelines for Liver Cirrhosis 2020 [J]. J Gastroenterol. 2021，56 (7)：593-619.